KURT TEPPERWEIN

Was dir deine Krankheit sagen will

KURT TEPPERWEIN

Was dir deine Krankheit sagen will

AKTIVIERE DIE HEILKRAFT DEINER SEELE

mvgverlag

Bibliografische Information der Deutschen Nationalbibliothek
Die Deutsche Nationalbibliothek verzeichnet diese Publikation in der Deutschen Nationalbibliografie. Detaillierte bibliografische Daten sind im Internet über https://dnb.de abrufbar.

Für Fragen und Anregungen:
info@m-vg.de

20. Auflage 2025

Türkenstraße 89
80799 München
Tel.: 089 651285-0

Umschlaggestaltung: Laura Osswald
Umschlagabbildung: iStock.com/Casarsa
Layout und Satz: Jürgen Echter, Landsberg
Druck: CPI books GmbH, Leck
Printed in the EU

ISBN Print 978-3-63607-096-8
ISBN E-Book (EPUB, Mobi) 978-3-86415-234-4

Inhalt

Vorwort

Aus der Quantenphysik hat sich eine neue Wissenschaft vom Lebendigen entwickelt. Sie beschreibt den lebenden Organismus als ein Energiefeld, wodurch die uralte Überlieferung vom Energiekörper des Menschen eine Bestätigung erfährt. Dieser pulsierende Energiekörper steuert alle biochemischen und bioelektrischen Vorgänge in unserem Organismus. Auch die Wirkung von Medikamenten beruht darauf, daß die darin enthaltene Energie das Energiefeld des Organismus beeinflußt. Medikamente wirken über die Schwingung ihrer Energie und geben so Informationen an das Energiefeld des Organismus weiter. Im Idealfall kann auf diese Weise ein dort vorhandener energetischer Mangel ausgeglichen werden.

Wollen wir die »Wirklichkeit hinter dem Schein« erkennen, müssen wir lernen, in Energien zu denken, also uns fragen: »Welche Energie steckt dahinter? Wodurch wird sie verursacht? Was will sie bewirken? Wodurch kann ich diese Energie in Harmonie bringen?« Nicht selten wird die durch das Hinterfragen gewonnene Erkenntnis zu einer Krise führen. Doch beinhaltet eine Krise immer etwas Positives. Nur indem wir sie durchleben, kann sie in die Lysis, die Lösung, übergehen. Das Wort »Krisis« bedeutet ja »Entscheidung« oder »Wendepunkt«, und eine Krise sollte auch der entscheidende Wendepunkt in einer Situation sein. Sie ist daher eine notwendige Phase in jedem Entwicklungsprozeß.

Das Leben spricht in vielen »Sprachen« zu uns. Der »Sprache der Lebensumstände«, der »Sprache unserer Probleme« oder der »Sprache unserer Wünsche«, um nur einige zu nennen. Die »Sprache der Symptome« ist nur eine der möglichen Ausdrucksformen, derer sich das Leben bedient, doch die Botschaft ist die gleiche.

Die Botschaft Deines Körpers

Früher oder später fragt sich jeder Mensch nach dem Sinn des Lebens, sucht Möglichkeiten, das Leben und sich selbst besser zu verstehen. Dabei hat das Leben uns einen wunderbaren Botschafter geschickt, der gern bereit ist, uns alles zu zeigen und zu erklären. Wir erkennen ihn nur meist nicht, weil er uns so nahesteht. Es ist unser Körper. Indem wir lernen, ihn zu verstehen, verstehen wir uns selbst, das Leben, die ganze Schöpfung und letztlich Gott.

Unser Körper, dieser wunderbare Botschafter des Lebens, sagt uns nicht nur, wo wir uns nicht lebensgerecht verhalten, er sagt uns stets auch genau, was zu tun ist, um wieder ganz in Harmonie mit dem Leben zu sein. Er schickt uns ständig Botschaften, nicht nur über die verschiedenen Krankheitssymptome, sondern auch über die Form unseres Gesichts, unserer Mimik, Gestik oder unseres Gangs. Wir können so nicht nur Krankheiten im Gesicht erkennen, sondern unser Körper gibt auch Aufschluß über unseren Charakter. Der Körper läßt für uns etwas sonst Unsichtbares sichtbar werden, damit wir es erkennen, und wenn wir ein Symptom nicht beachten, dann schickt er uns den Schmerz, damit dieser uns auf die Botschaft aufmerksam macht.

Dieser wunderbare Botschafter des Lebens, unser Körper, spricht also ständig zu uns. Wir brauchen nur zu lernen, seine Sprache zu verstehen, seine Ratschläge zu befolgen, und wir sind im Einklang mit dem Leben, leben in Harmonie mit der Schöpfung.*

Der menschliche Geist hat wirklich großartige Leistungen vollbracht. Wir haben die höchsten Berge bestiegen und die Tiefen der Meere erforscht. Wir haben Menschen

---

* Vgl. Kurt Tepperwein, Krankheiten aus dem Gesicht erkennen, mvg-verlag, München

zum Mond gebracht und bauen inzwischen Computer, die tausendmal schneller »denken« können als wir selbst. Wir beherrschen das Größte wie das Kleinste, nur das Nächste nicht, unseren Körper. Wir haben Atombomben gebaut, mit deren Hilfe wir die Welt gleich mehrfach zerstören könnten, aber wir haben noch immer nicht gelernt, sie zu erhalten und vergiften immer mehr unsere Umwelt.

Noch immer sind wir nicht in der Lage, unsere Gesundheit zu erhalten und trotz aller Wissenschaft gleicht unsere Vorstellung von Krankheit dem Geisterglauben sogenannter »primitiver« Völker. Nur sind die bösen Geister inzwischen von Viren und Bakterien abgelöst worden, die den ahnungslosen und natürlich völlig unschuldigen Menschen befallen.

Damit möchte ich keineswegs die Verdienste der modernen Medizin schmälern. Wir müssen im Gegenteil anerkennen, daß gerade in den letzten hundert Jahren auf diesem Gebiet wirklich Großartiges geleistet wurde. Die großen Seuchen sind besiegt, die die Menschen in früheren Zeiten dahinrafften, und wir haben für fast jede Krankheit einen oder gar mehrere Wege der Behandlung gefunden. Wir Menschen müßten eigentlich so gesund sein, wie nie zuvor. Denn noch zu keiner Zeit wurde dem Körper so viel Aufmerksamkeit zuteil, wurde so viel Geld ausgegeben zur Erhaltung oder doch zur Wiederherstellung der Gesundheit. Eigentlich müßte unter diesen Umständen ein kranker Mensch die große Ausnahme sein. Wir alle wissen, daß dem nicht so ist. Noch nie waren die Menschen so krank wie heute. Wie ist dieser scheinbare Widerspruch zu erklären?

Vor allem wohl damit, daß wir bis heute nicht beachten, was Krankheit eigentlich ist. Zwar gab es Krankheiten so lange es Menschen gibt, aber die meisten Menschen betrachten Krankheit noch immer als Schicksalsschlag, als Laune der Natur oder einfach als Zufall, der den einen trifft und den anderen genauso zufällig verschont. Vor allem aber betrachten sie Krankheit als eine Störung, die man so schnell wie möglich wieder beseitigen sollte, um danach genauso falsch weiterzuleben wie bisher.

Was wir üblicherweise als Krankheit bezeichnen, ist jedoch gar nicht die eigentliche Krankheit, sondern nur ihr Symptom, ihr körperlicher Ausdruck. »Krankheit« selbst ist vielmehr eine Disharmonie im Bewußtsein des Menschen, ein Zeichen für das Herausfallen des Menschen aus seiner natürlichen Ordnung – eine Störung des ganzen Menschen und nicht nur seines Körpers. Und sie ist natürlich gleichzeitig eine Aufforderung, den derzeitigen Weg zu verlassen und die Harmonie im Bewußtsein wiederherzustellen. Jede Krankheit ist ein Appell des Lebens an uns, eine Aufgabe, die es zu lösen gilt, indem wir unsere Gedankenrichtung ändern und unser Bewußtsein erweitern.

Bei unseren Autos fällt uns das ganz leicht. Wenn da einmal die Ölkontrolleuchte aufblinkt, dann wissen wir sofort, was zu tun ist. Wir brauchen nicht tanken oder den Reifendruck prüfen, wir brauchen nicht die Batterie nachladen lassen oder Kühlwasser auffüllen, sondern nur Öl nachfüllen. Niemand käme auf die Idee, nur das Kontrollämpchen zu lockern oder gar das Kabel abzuklemmen, weil er genau weiß, was dann geschehen würde. Zunächst wäre natürlich der Zweck erreicht. Die Ölkontrollampe würde tatsächlich nicht mehr leuchten, und das Auto würde genau so gut fahren wie vorher, nur nicht mehr allzu lange. Es würden neue »Symptome« auftreten. Nach einiger Zeit würde das Kühlwasser wegen der höheren Reibung zu heiß, und das Kühlwasserthermometer würde in den roten Bereich ansteigen. Würden wir das nicht beachten oder die Nadel im grünen Bereich fixieren, dann wäre wieder einige Zeit scheinbar alles in Ordnung. Das Auto führe, nichts würde leuchten. Aber bald würden wir ein sonderbares Geräusch unter der Motorhaube hören, und wenn wir Pech hätten, würden uns die Kolben um die Ohren fliegen.

Wie schon gesagt, mit seinem Auto würde niemand so einen Unsinn machen, aber mit unserem Körper, den wir nicht gebraucht verkaufen können, wenn wir ihn ruiniert haben, machen wir ständig genau das. Und natürlich kann das nicht gut gehen, und es geht auch nicht gut! Kaum haben wir eine Krankheit »geheilt«, schickt uns der Körper eine neue. Er kann gar nicht anders, denn die eigentliche Krankheit wurde ja nicht beachtet. Wenn ich eine Rate nicht bezahlt habe, genügt es ja auch nicht, die Mahnung zu verbrennen.

Der tiefere Sinn der Krankheit

Der tiefere Sinn von Krankheit ist es, wieder einmal zur Besinnung zu kommen, wozu uns die Krankheit notfalls zwingt. Sie verlangt, nach innen, auf die Stimme der Vernunft zu hören und unser So-Sein zu ändern, bevor es zu spät ist. Wirkliche Heilung kann daher nicht bedeuten, Symptome zum Verschwinden zu bringen, sondern die gestörte Harmonie zu erkennen und wiederherzustellen. Dazu genügt es natürlich nicht, Pillen oder Spritzen einzusetzen, auch dann nicht, wenn es sich um Naturheilmittel handelt. Es kommt im Gegenteil nur darauf an, wieder zu verstehen, was uns unser Körper sagen will – und natürlich darauf, es auch zu befolgen. Indem wir unser Denken, Fühlen, Reden und Handeln wieder in Ordnung bringen, wird sich auch die körperliche Harmonie und Gesundheit wieder einstellen. Das mag unbequem sein, aber es ist der einzige Weg zu einer wahren Heilung, die Körper, Seele und Geist umfaßt.

wirklich bin? Haben Sie sich schon einmal ernsthaft gefragt, wer Sie eigentlich sind? Wenn Sie in den Spiegel schauen, können Sie sagen, »das ist mein Körper«. Wer aber sagt das? Der Körper kann sich ja nicht selbst gehören. Es ist also jemand im Körper, der denken und sagen kann: »Das ist mein Körper.« Der Körper ist Materie. Materie kann nicht denken, fühlen, kann sich nicht erinnern oder entscheiden, das kann nur das Bewußtsein.

Sie aber denken und fühlen, Sie können sich erinnern und entscheiden. Also sind Sie Bewußtsein und nicht der Körper. Ihr Körper ist nur der physische Ausdruck ihres Bewußtseins und damit sein Spiegelbild. Er zeigt im Außen, wie Sie innen denken, fühlen – kurz, wie Sie sind.

Erkennen wir also, daß unser »wahres Selbst« gesund ist, denn Bewußtsein wird weder alt noch krank. Wenn Sie das nicht glauben können, angesichts Ihrer Symptome, dann möchte ich Ihnen das praktisch verdeutlichen. Machen Sie gleich jetzt einen kleinen Test, der Ihnen zeigt, daß jede Veränderung Ihres Bewußtseins eine sofortige Wirkung auf den Körper hat.

Der Körper-Test

Hierfür sollten Sie zu zweit sein. Halten Sie Ihren Arm einmal waagerecht, seitlich zum Körper, wobei es ganz gleich ist, ob Sie den rechten oder den linken Arm nehmen. Bitten Sie nun die andere Person einmal, etwa am Handgelenk, auf Ihren Arm zu drücken, um festzustellen wieviel Kraft vorhanden ist. Das ist der Grundtest.

Denken Sie jetzt einmal an eine Krankheit oder ein Problem, das Ihnen im Augenblick Schwierigkeiten macht. Dann bitten Sie die andere Person, wieder mit der gleichen Kraft auf ihren Arm zu drücken. Wenn Sie wirklich die Krankheit oder das Problem »vor Augen«

haben, wird sich der Arm senken, weil die bloße Vorstellung einer Krankheit oder eines Problems einen großen Teil unserer Lebenskraft blockiert.

Stellen Sie sich nun einmal vor, daß Sie gesund und froh sind, oder denken Sie an die Lösung Ihres Problems. Wenn Sie erneut testen, stellen Sie fest, daß Sie stärker sind als zuvor. Obwohl Sie an die gleiche Situation gedacht haben, die Sie vorher schwächte, stärkt sie Sie jetzt, weil Sie positiv gedacht haben – in Lösungen.

Das gleiche können Sie erreichen, wenn Sie sich sagen: »Ich bin vollkommenes Bewußtsein.« Wieder bitten Sie die andere Person, mit gleicher Kraft auf Ihren Arm zu drücken, aber der Arm ist stark. Bewußtsein kennt keine Krankheit, hat keine Probleme, ist »heil«, und sobald Sie sich die eigene Wirklichkeit bewußt machen, sind auch Sie stark, weil die Lebenskraft ungehindert fließen kann.

Der Mensch ist ein geistiges Wesen, frei von Geburt, Krankheit, Alter und Tod. Die Tatsache, daß wir geboren werden, krank und älter werden und letztlich sterben, hat damit nichts zu tun, weil es nicht unser wahres Selbst betrifft, sondern nur unseren Körper. Aber es ist unsere Pflicht, den Körper in einem guten Zustand zu halten, bis wir auch unsere »geistige Geburt« vollendet haben. Unser Schöpfungsauftrag lautet, gesund und glücklich in der Fülle zu leben und jung zu bleiben, auch wenn wir alt werden. Dazu müssen wir unser Denken, Fühlen, Reden und Handeln in Einklang bringen mit der Schöpfung.

Der Körper ist immer eine Wirkung, niemals eine Ursache. Auch die sogenannten Alterskrankheiten sind nur die Information über ungelöste Aufgaben des Lebens. Immer wieder kann man es erleben, daß Menschen, die ein Leben lang krank waren, im Alter plötzlich frei von Krankheit sind, ja geradezu aufblühen. Krankheit und Leid sind die Folgen des Mißbrauchs der Freiheit. Wenn der Körper nicht länger ein gebrauchsfähiges Instrument ist, muß ihn die Seele verlassen, gleich, ob die Aufgabe erfüllt ist oder nicht. Die Seele setzt dann ihr Dasein auf einer anderen Ebene fort.

Viele Menschen fragen sich, wie ein Gott der Liebe das Leid überhaupt zulassen kann. Sie übersehen dabei, daß Leid weder gottgewollt noch gottgefällig ist. Doch anstatt die Ordnung zu erkennen, glauben sie an Zufall, Glück oder Pech. Die wahre Ursache von Krankheit und Leid ist stets das Denken beziehungsweise das falsche Denken.

Die psychosomatischen Erkrankungen

Es war im Jahre 1818, als der deutsche Arzt Heinroth die Ansicht äußerte, körperliche Krankheiten könnten psychische Ursachen haben. Damals wurde er von seinen Kollegen einfach ausgelacht, und zwar nicht wegen der Selbstverständlichkeit seiner Aussage, sondern wegen der so abwegig scheinenden Idee, es könne wirklich so etwas wie Psychosomatik, so nannte es Heinroth damals schon, in der wissenschaftlichen Medizin geben.

Diese Schwierigkeit, die Wirklichkeit hinter dem Schein zu erkennen, ist nicht neu. Schon Sokrates verkündete vor rund 2400 Jahren: »Es gibt keine von der Seele getrennte Krankheit des Körpers«, und Plato, der wohl berühmteste Schüler von Sokrates, beklagte: »Das aber ist der größte Fehler bei der Behandlung von Krankheiten, daß es Ärzte für den Körper und Ärzte für die Seele gibt, wo doch beides nicht getrennt werden kann.« Es wird jedoch noch immer getrennt gesehen, seit es keine Priesterärzte mehr gibt, die für den ganzen Menschen zuständig waren, oder doch wenigstens den guten alten Hausarzt, der seine Patienten und ihre seelischen Nöte kannte. Statt dessen haben wir Spezialisten für jeden Teilbereich – mit den entsprechenden Teilerfolgen.

Wenn wir überhaupt bereit sind, die Psychosomatik für möglich zu halten, dann suchen wir nach wissenschaftlichen Beweisen. Ist es nicht Beweis genug, daß wir rot werden, wenn wir verlegen sind und weinen, wenn wir traurig sind? Wir jubeln vor Freude oder werden blaß vor Schreck. Dann rutscht uns das Herz in die Hose und die Haare stehen uns zu Berge. Was immer unsere Seele erlebt, der Körper macht es nach außen sichtbar. Was immer die Seele bewegt, bewegt auch den Körper, und diese Wirkung kann positiv oder negativ sein, kann uns krank und leidend oder gesund und glücklich machen.

Doch noch immer lehnen viele Menschen die Psychosomatik ab, wie der Arzt, der auf einem Kongreß zu seinem Kollegen sagte: »Wann immer ich diesen Quatsch mit der Psychosomatik höre, dreht sich mir der Magen um.« – Ein typischer Fall von Psychosomatik!

Die Folgen blockierter Lebensenergie

Schauen wir uns einmal einen Handlungsablauf an, dann erkennen wir: Jede Handlung beginnt erstens mit einem Gedanken und einer Vorstellung. Durch Gedanken und Vorstellung kommt es zweitens zu einer vegetativen Vorbereitung des Körpers, zum Beispiel zu einer Erhöhung des Blutdrucks, einer stärkeren Durchblutung oder einem erhöhten Puls. Gleichzeitig reagiert der Körper mit drittens einer erhöhten Nervenaktivität. Dies führt dann viertens zu einer Aktivierung der beteiligten Muskeln, die die beabsichtigte Handlung ausführen sollen.

Jeder erlebt seine Krankheit anders

Auf jeder Ebene kann die Energie blockiert werden.

1. Wird die Energie (Ärger, Aggression, Sexualität, eine beabsichtigte Handlung) im Denken blockiert, führt

das zu Spannungskopfschmerzen, Schlafstörungen und zu einer geistigen Fehlhaltung.

2. Wird die Energie auf der körperlichen Funktionsebene blockiert, führt das zu Bluthochdruck und letztlich zu vegetativer Dystonie.
3. Wird die Energie auf der nervlichen Ebene blockiert, führt das zu Trigeminus-Neuralgie, Multipler Sklerose oder Gürtelrose, zu einem Nerventic oder Ischialgie.
4. Wird die Energie im muskulären Bereich blockiert, führt das zu Krankheiten im Bewegungsapparat, wie Rheuma, Gicht, einem Unfall oder einer Lähmung.

Ist die Lebenskraft aber irgendwo blockiert, und es gelingt mir nicht, diese Blockade aufzulösen, zwinge ich das Leben, mich mit der entsprechenden Lektion zu konfrontieren. Das Schicksal zwingt mich so, den »not-wendigen« Schritt zu tun.

Das Schicksal ist der beste Therapeut

Das Schicksal ist der beste Therapeut, es heilt letztlich jeden, und jeder kann selbst bestimmen, auf welchem Weg er lernen will: auf dem königlichen Weg der Erkenntnis oder auf dem üblichen Weg durch Krankheit und Leid. Denn bin ich nicht bereit, durch Erkenntnis zu lernen, zwinge ich das Schicksal, mir »Nachhilfeunterricht« zu geben. Und über die »Sprache der Symptome« sagt mir der Körper nicht nur, daß ich vom Weg abgekommen bin, sondern auch, wo ich aus der Ordnung gefallen bin und damit auch, was zu tun ist, um die Harmonie wiederherzustellen.

Die Lebensumstände als Spiegelbild meines So-Seins

Meine ganzen Lebensumstände sind also nur ein Spiegelbild meines So-Seins, und ich kann sie nur ändern, indem ich mich ändere. Nicht umsonst heißt es: »Wer dauernd Unüberhörbares überhört und Unübersehbares übersieht, der darf sich nicht wundern, wenn ihm eines Tages Hören und Sehen vergehen.« Denn: »Wer nicht an sich selbst arbeitet, an dem wird gearbeitet.«

Ego und Seele haben recht unterschiedliche Wünsche. Das Ego will Bequemlichkeit und die Seele Entwicklung. Es ist meine Entscheidung, auf wen ich höre. Höre ich nicht auf mein wahres Selbst, verwirkliche ich nicht den »Inneren Willen«, dann verrate ich mein wahres Selbst, den »Heiler in mir«, meinen »Inneren Meister«. In diesem Fall schickt mir der »Innere Meister« eine Botschaft, und er bedient sich dabei der »Sprache der Symptome«.

Jede Krankheit kann nur dann entstehen, wenn es zwischen der »Befehlszentrale« im Gehirn und dem diesen Gehirnbereich untergeordneten Organ oder Körperteil zu einer »Informationsstörung« oder im Extremfall sogar zu einem »Informationsausfall« kommt. Denn jedes Organ und jeder Körperteil steht mit einem bestimmten Gehirnareal in direkter Verbindung und bekommt von dort seine Informationen. Dieser Gehirnbereich ist allerdings auch für die Bearbeitung und Lösung bestimmter Probleme und Konflikte zuständig. Wird nun ein bestimmtes Gehirnareal ständig durch solche Konflikte in Anspruch genommen, kann es seinen untergeordneten Körperteil oder das Organ nicht mehr optimal steuern. Die gestörte oder gar fehlende Information führt daher zu einer Störung in diesem Organ oder Körperteil. Man wird krank.

Erst wenn der Konflikt beseitigt ist, kann die Information wieder frei fließen, der Körper reguliert sich selbst, das Symptom verschwindet wieder. – Es sei denn, es sind durch den Informationsausfall inzwischen bereits irreparable Schäden eingetreten. Bleibt der Konflikt jedoch ungelöst, entsteht in dem betreffenden Gehirnareal ein »starres Bild«, das den Menschen Tag und Nacht beschäftigt. Die Informationsübermittlung kommt vollständig und dauerhaft zum Erliegen. Dadurch wird die Krankheit »chronisch«, der Körper gibt damit »ständig« ein Signal, daß eine Störung besteht und fordert schmerzhaft auf, diese Störung zu beseitigen.

Die richtige Ernährung

Ist man aber bereit, dem Körper zu helfen, kann man gar nicht früh genug damit anfangen, ein Leben lang fit und gesund zu bleiben. Das Naheliegendste ist dabei die Ernährung. Wir unterscheiden dabei drei Ebenen, die alle drei optimiert werden sollten, wenn man es ernst meint.

1. Die richtige physische Ernährung: Das heißt, nicht mehr das Falsche, zur falschen Zeit und im falschen Bewußtsein zu essen, denn: »Das Gericht, das wir essen, wird uns zum Gericht!«
2. Die richtige psychische Ernährung: Nicht mehr ärgern, sich aufregen, in Streß geraten, Angst und Schuldgefühle auslösen und sich nicht mehr gegenseitig »kränken«, sondern heiter und gelassen durchs Leben gehen.
3. Die richtige geistige Ernährung: Positiv denken, reden und handeln, denn worauf man sein Bewußtsein richtet, zu dem wird man. Ebenso wichtig ist es, das richtige zu lesen, anzuhören und anzuschauen. Mit einem Wort: Lebt man im wahren »Selbst-bewußt-Sein«, ist und bleibt man gesund.

Mit dieser Einstellung stärken Sie Ihr »geistig-seelisches Immunsystem«, und das ist der Schlüssel zur bleibenden

Gesundheit, denn jeder ist heute, was er gestern gedacht hat und wird morgen sein, was er heute denkt. Was wir also brauchen, ist eine geistige Erneuerung durch Gedankendisziplin.

Jeder von uns ist einmalig

Erkennen wir die Wirklichkeit: Jeder von uns ist der Herrscher über ein riesiges Universum, das Universum seines Körpers. Jeder Körper hat etwa 100 Billionen Zellen, jede Zelle ist eine Galaxis für sich, bestehend aus unzähligen Atomen, jedes Atom gleicht einem Sonnensystem, mit einer zentralen Sonne (dem Atomkern) und Planeten aus Protonen, Elektronen und Neutronen. Und Sie sind der einzige Denker in diesem Riesenreich. Jeder ihrer Gedanken teilt sich unmittelbar dem Bewußtsein einer jeden einzelnen Zelle mit und bestimmt so über Gesundheit oder Krankheit des Körpers. Sorgen Sie dafür, daß Sie als ein weiser Herrscher im riesigen Reich Ihres Körpers regieren! Denn *Sie* schaffen Ihr Schicksal, *Sie* müssen es ertragen, und nur *Sie* können es ändern.

Fassen wir zusammen

Der Körper kann von sich aus nicht krank werden, er ist nur die Projektionsfläche des Bewußtseins. Er ist wie eine Leinwand, die von sich aus keine Bilder entstehen lassen kann.

Die Gedanken sind der Film, und das Bewußtsein entscheidet, welcher Film gerade läuft. Deshalb hat es auch keinen Sinn, Löcher in die Leinwand zu schneiden, wenn einem der Film nicht gefällt (Operationen) oder die Leinwand immer wieder weiß zu streichen (symptomatische Behandlung).

Wenn man im wahren »Selbst-Bewußtsein« lebt, kann der Körper nicht krank werden, weil nur heile, vollkommene Bilder entstehen. Der Körper signalisiert durch seine Krankheit: »Du bist nicht der, der Du in Wirklichkeit bist« und »Vor allem fehlt Dir die Liebe zu Dir selbst, zu Deinem wahren Selbst.«

Krankheiten können zu unserem Freund und Helfer werden, um wieder zu uns selbst zu finden und um im Bewußtsein unseres wahren Ichs zu leben.

Daher wäre es auch die schlimmste Krankheit, nicht mehr krank werden zu können, denn Krankheiten vermitteln Informationen, daß und inwiefern wir vom Weg abgekommen sind. Korrekturen wären dann auch nicht möglich.

Wir sollten also dankbar für die Botschaft unseres Körpers sein und die Chance nutzen, sofort auf den richtigen Weg zurückzukehren und immer mehr das zu werden, was wir wirklich sind: »vollkommenes Bewußtsein«.

Die drei Arten der Auseinandersetzung mit dem Symptom

Alle Bewußtseinsinhalte haben ihre Entsprechung im Körper und umgekehrt, und letztlich sind auch alle ein Symptom. Wer eine Beziehung nicht weiterführen möchte, der hat sehr schnell »die Nase voll« – und damit einen körperlichen Grund, sich dem anderen nicht zu nähern. Wir müssen uns fragen, wozu uns gerade dieses Symptom zwingt. Wir können der Krankheit ruhig einen Sinn unterstellen, und dann werden wir ihn auch erkennen.

Wie sich Freude als Lachen und Weinen äußern kann, so kann sich die Flucht vor Problemen auch als niedriger oder hoher Blutdruck äußern. Angst kann zur absoluten Lähmung, aber auch zur panischen Flucht führen. Wieder entscheidet unsere individuelle Einstellung zum Problem über die Art der Projektionsfläche.

So deutet auch jedes Extrem auf das Problem hin. Der Schüchterne hat eines gemeinsam mit dem Angeber. Beiden fehlt die Selbstsicherheit, und die Problemfreiheit zeigt sich in der Mitte zwischen den Extremen.

Alles ist also ein Symptom, und jedes Symptom ist eine Botschaft, eine »In-Form-ation«. Sobald wir seine Sprache verstehen, können wir das »Not-wendige« tun, und das Symptom verschwindet. Das Symptom ist unser Freund und Helfer, der uns entweder zwingt zu leiden und eventuell sogar zu sterben oder uns hilft zu wachsen und zu reifen und dadurch einen Grad von Erkenntnis und Freiheit zu erlangen, der ohne die Krise nicht möglich gewesen wäre.

Vor allem aber gilt es, die »Botschaft« der Störung zu verstehen. Das geschieht zumeist in drei Stufen:

1. Die unbewußte Auseinandersetzung

In dieser Phase spüren wir ein stärker werdendes Unbehagen. Wir haben Probleme mit uns selbst. Gefühle suchen einen Ausdruck, und wenn sie ihn nicht finden, bleibt ein Gefühl der Ausweglosigkeit. Wird dieser unbewußte Prozeß nicht bewältigt, kommt es zur Krankheit.

2. Die bewußte Auseinandersetzung

Die Symptome zwingen uns zur bewußten Auseinandersetzung damit. Wir empfinden uns zunächst als Opfer, glauben, Pech gehabt zu haben, bis wir erkennen, daß die Störung nicht ein äußerer Feind, sondern unser persönlicher Freund und Partner ist, der für uns eine wichtige »In-Form-ation« bereithält. Wie das Wort schon sagt, ist ein geistiger Gehalt in eine Form gegangen. Wir erkennen, daß es sinnlos ist, das Symptom zu unterdrücken. Wir müssen es verstehen und befolgen. Dazu gehört, sich selbst zu »entdecken«, aufzudecken, was zuvor verdeckt war, sich mit sich selbst auseinanderzusetzen.

Krankheit ist unser Freund und Helfer

Krankheit ist daher auch nicht nur unser Feind, sondern kann auch zu unserem Freund und Helfer werden. Der Organismus sagt uns nämlich mit der Krankheit nicht nur, daß wir eine falsche Richtung eingeschlagen haben, uns nicht mehr lebensrichtig verhalten und daher den Weg ändern müssen, auf dem wir uns befinden. Mit der Art der Symptome zeigt er uns auch, wo es fehlt und was zu tun ist, um auch innerlich wieder ganz gesund zu werden. Wir brauchen nur seine Sprache zu lernen, um ihn zu verstehen.

Die »Sprache der Symptome« ist einfach und gehorcht wiederkehrenden Gesetzmäßigkeiten. Sobald wir sie verstehen, liegt es in unserer Hand, die »not-wendigen« Schritte zu einer wirklichen Heilung zu tun, oder das Schicksal überantwortet uns der leidvollen Lehre der Erfahrung. Sind wir aber bereit, aus der Erkenntnis zu lernen, brauchen wir nicht erst krank zu werden, um zu uns selbst zu finden.

Dann erkennen wir auch, daß »einen Menschen heilen« nicht heißt, den alten Zustand wieder herzustellen, denn der hat ja gerade die Krankheit notwendig gemacht; Heilung heißt vielmehr, das Bewußtsein zu erweitern und einen neuen, lebensrichtigen Weg zu gehen. Bis er das gelernt hat, braucht der Mensch noch die Krankheit.

Wer bin ich wirklich?

Ganz gleich, in welchem Stadium sich eine Erkrankung befindet, immer steht dahinter ein ungelöstes Problem, eine »Aufgabe des Lebens« und die Unfähigkeit oder die Weigerung, auf bestimmte Anforderungen des Lebens richtig zu reagieren. Wie aber kann ich eine richtige Antwort finden, wenn ich nicht einmal weiß, wer ich

3. Die »Einsicht«

Diese Auseinandersetzung führt immer zu größerer Selbsterkenntnis und zu neuen Einsichten. Wir erkennen, was zu tun ist und ändern unser Verhalten und unsere Lebensgewohnheiten entsprechend. Die Krankheit hat dazu geführt, daß wir das Leben nun etwas besser verstehen, und dadurch wird das Symptom überflüssig. Wir sind durch die Krankheit gereift.

Der Weg zur Heilung – sei Du selbst!

Der Schlüssel zur Lebensfreude

Wir leben nicht unsere Identität, sondern haben gelernt, bestimmte Rollen zu spielen. Wir haben gelernt, uns so zu verhalten, daß wir »Erfolg« haben, daß wir Anerkennung finden und daß wir gemocht werden. Wir sind so, wie wir sind, weil die anderen uns so haben wollen und nennen das Ergebnis stolz »unsere Persönlichkeit«. Dabei spüren wir tief innen ganz deutlich, daß etwas nicht stimmt, daß wir an uns selbst vorbeileben. Wir fühlen uns unwohl, unzufrieden, unerfüllt, obwohl wir doch scheinbar Erfolg haben. Unsere Seele ist traurig, weil wir sie in Muster, Programme, Rollen und anerzogene Verhaltensweisen drängen, die in Wirklichkeit gar nicht zu uns gehören.

Auf diese Weise vergewaltigen wir uns selbst und wundern uns, warum wir krank und unglücklich sind. Aber unsere Seele schreit nach ihrem Recht, sich selbst zu leben, denn es ist ihre Mission, sie selbst zu sein. Jede Krankheit, jedes Unglück ist immer ein Zeichen, daß wir nicht wir selbst sind. Es wird Zeit, daß wir uns endlich die Achtung, die Aufmerksamkeit und Liebe schenken, die wir verdienen. Lassen wir die alten Rollen los, und haben wir den Mut, »wir selbst« zu sein, dann sind wir endlich wieder ganz und damit heil!

Krankheit ist ein Zeichen für fehlende Ganzheit

Krankheit ist also nur ein äußerlich sichtbares Zeichen für fehlende Ganzheit. Solange wir die nicht erreicht haben, brauchen wir die Krankheit als Botschaft. Bevor wir körperlich krank werden, sind wir also schon in einem viel tieferen Sinne krank, und das, was wir Krankheit nennen, ist eigentlich der Versuch des Organismus, die Harmonie wiederherzustellen. Das, was wir Krankheit nennen, ist also nicht die eigentliche Krankheit, sondern im wahrsten Sinne des Wortes die »In-Form-ation« des Organismus, daß da etwas nicht stimmt. Die Botschaft von der Störung der Harmonie ist in »die Form eingegangen« und wird so zur Information. Was aber tun wir? Wir versuchen, diese Information zu beseitigen und vergessen dabei, uns um die eigentliche Krankheit zu kümmern.

Dabei erlebt jeder seine Krankheit anders. Der Materialist erlebt seine Krankheit als sinnlos und seinen Körper als eine Art »Spielverderber«, mit dem man eben Glück oder Pech haben kann. Der Gläubige wird seine Krankheit als Folge von Übertretungen religiöser Gebote deuten und um Heilung bitten. Der Esoteriker wird dazu neigen, die Krankheit als eine Auswirkung von karmischen Gesetzen zu sehen, der Gebildete sieht die Krankheit als eine natürliche Folge einer Infektion durch Bakterien oder Viren.

Der geistig reife Mensch aber erkennt die Wirklichkeit hinter dem Schein und die Krankheit als eine Wirkung, der eine entsprechende Ursache vorausging. Er weiß, daß es nicht sinnvoll sein kann, nur die Wirkung, also das Symptom, zu beseitigen, sondern daß das Symptom von selbst verschwindet, wenn die Ursache erkannt und beseitigt wurde. Er erkennt und achtet die Gesetze der Natur und weiß, daß auch die Natur ihren Teil zur Gesundheit beiträgt. Er weiß auch, daß sein Bewußtsein das tiefste Wissen über den eigenen Körper besitzt und fragt gezielt seine Intuition um Rat. Er ist ein mündiger Patient, und der Therapeut ist nur sein Ratgeber, dessen Fachwissen er nutzt, um in eigener Verantwortung seine Entscheidung zu treffen.

Wer ein Leben lang fit bleiben will, kann nicht früh genug damit anfangen, aber viele wissen nicht, was sie für sich tun könnten. Dabei ist das Einfachste schon immer das Beste gewesen.

Würden die Übergewichtigen weniger essen, die Trinker weniger trinken, die Raucher aufhören zu rauchen, die Faulen sich ein bißchen mehr bewegen und alle richtig atmen, positiv denken, gute Bücher lesen und schöne Dinge anschauen, wir könnten mehr Leben retten und Krankheiten beseitigen, als mit all den teueren Verfahren der heutigen Medizin!

Wenn wir also gesund werden und bleiben, einen neuen Körper für den alten haben wollen, dann müssen wir zunächst alle Gedanken an Krankheit und Alter aus unserem Bewußtsein entfernen. Manche Menschen scheinen zu glauben, wenn man nur recht auf Gott vertraue, dann könne man seine Gesetze ruhig verletzen, ohne die Folgen tragen zu müssen. Das Heilsein von Körper, Geist und Seele ist unser geistiges Erbe, und wir hätten Krankheiten nie kennengelernt, wenn wir schöpfungsgerecht gelebt hätten.

Wir werden wieder »heil«, indem wir die vier Naturen des Menschen, die wir alle in uns tragen, die spirituelle, mentale, emotionale und physische Natur zu einer harmonischen Einheit verschmelzen und aus dieser Einheit heraus handeln, im Einklang mit der Schöpfung.

Der Schlüssel zur Lebensfreude ist nicht Jugend, denn Jugend ist gleichzeitig ein Mangel an Erfahrung, auf die kaum jemand wirklich verzichten möchte. Der wahre Schlüssel zur Lebensfreude ist die Vitalität, und die ist nicht an ein bestimmtes Alter gebunden, sie kann aufgebaut, gepflegt und gesteigert werden.

Alle wollen *alt werden*, aber *alt sein* will niemand. Nun ist es sicher nicht der Sinn des Lebens, möglichst alt zu werden, um dann krank und unglücklich zu sein, denn die meisten Menschen leben heute nicht länger, sie sind nur länger krank. Solange wir unseren Vertrag mit der Natur einhalten, solange tut auch die Natur ihren Teil.

Sei Du selbst

Die meisten Menschen sind damit beschäftigt, das zu tun, was ihnen von anderen geraten wird, seien es die Eltern, der Chef oder der Partner. Oder sie tun das genaue Gegenteil von dem, was ihnen die Umwelt sagt. Beides ist nicht sehr intelligent. Letztlich muß jedoch jeder selbst die Folgen seines Tuns tragen.

Also tun Sie nicht, was die Meister, Lehrer, Freunde sagen, es sei denn, Ihr wahres Selbst sagt dazu ja! Hören Sie auf sich selbst, denn alles Wissen und alle Weisheit ist in Ihnen – die anderen können Sie nur daran erinnern.

Das wahre Selbst greift aber nur ein, wenn Sie es darum bitten, wenn Sie es einladen, Sie zu führen, und wenn Sie ihm folgen. Sie brauchen sich selbst nur eine Frage stellen. Die erste spontane Antwort, die kommt, stammt aus Ihrem wahren Selbst, die zweite dagegen ist bereits stark durch Ihren Verstand beeinflußt, die dritte und vierte Antwort, die Sie erhalten werden, ist nur noch durch den Verstand bestimmt. Aber Sie können immer wieder neu fragen, und immer wird die erste Antwort aus Ihrem wahren Selbst kommen. Probieren Sie diese Technik gleich aus!

Wieviel Zeit, Geld und Aufmerksamkeit investieren Sie, um Sie selbst zu werden? Und wieviel Energie wenden Sie für Dinge auf, die Sie ohnehin auf dieser Welt zurücklassen müssen? Welche Konsequenz ergibt sich daraus?

Wir möchten gern, daß die Dinge besser werden, aber die Umstände entsprechen immer unserem Bewußtsein, können sich also nur ändern, wenn wir unser Bewußtsein, unsere »inneren Bilder«, ändern. Doch selbst wenn es uns derzeit gut geht, ist das nur ein Bruchteil dessen, was sein könnte und sollte, wenn wir wir selbst wären.

Wenn mich jemand anders an mich selbst erinnert, dann sollte ich ihn weder auf ein Podest stellen noch verurteilen, denn beides sind beliebte Egospiele. In beiden Fällen brauche ich mich nicht unbedingt ändern. Besser ist es, sich nicht um den Botschafter zu kümmern, sondern die Wahrheit der Botschaft zu ergründen und zu tun, was zu tun ist.

Aber was bedeutet es eigentlich, »man selbst« zu sein? Das ist eine ganz grundlegende Frage, die zu der Erkenntnis führt, daß man nur »heil« sein kann, wenn man sein Selbst vollständig lebt, es also so zum Ausdruck bringt, daß man mit sich in Harmonie leben kann.

Wie kommt es, daß es immer mehr Kranke gibt und daß es immer weniger Menschen gibt, die leben, was sie sind? Die meisten von uns leben eine Rolle, versuchen ein Ideal zu leben, von dem sie glauben, daß es besser ist als ihr jetziges So-Sein. So leben sie nie erfüllt, sind immer »schlechter«, als sie glauben, sein zu müssen, und lehnen sich aus diesem Grunde ab. Sie akzeptieren nicht mehr ihr So-Sein, geschweige denn, daß sie sich so lieben können, wie sie jetzt sind.

Ist man dann auch noch krank, glaubt man noch mehr, daß etwas mit der eigenen Persönlichkeit nicht stimmt, daß man etwas falsch gemacht hat, daß man mit der Krankheit »bestraft« wird.

Dabei wäre es so einfach, gesund zu sein, wir bräuchten nur »heil« zu sein – und das bedeutet: Wir brauchen nur wir *selbst* zu sein, ganz das leben was wir *jetzt* sind. Denn damit leben wir in Harmonie mit uns, mit dem Leben in uns und mit dem Leben überhaupt. Es gibt keinen Grund, keine Ursache mehr für Krankheit.

Warum haben wir aber den Mut verloren, ganz wir Selbst zu sein? Warum können wir zu unserem So-Sein nicht mehr stehen und spielen statt dessen Rollen, erfüllen Klischees und Erwartungen und werden dabei immer unzufriedener und damit kränker? Wir leben nicht mehr nach unserer wahren Identität, mit all unseren Schwächen und Fehlern. Wir wollen »gut« dastehen, etwas darstellen, ein gutes Bild abgeben, alles richtig machen – und merken nicht, daß »gut« und »richtig« nur bedeuten kann, nach der Wirklichkeit zu leben. Und das heißt, nach *meiner* Wahrheit so zu leben, wie es mir *jetzt* entspricht.

Worauf es wirklich ankommt, ist, vor sich selbst zu bestehen, sich so zu verhalten, daß man Achtung vor sich selbst haben kann. Ohne Selbstachtung sind wir unzufrieden, unerfüllt, fühlen uns unwohl und ungeliebt, obwohl wir vielleicht schon viel erreicht haben. Aber es fehlt noch etwas, etwas »Wesentliches«.

Alte Verhaltensmuster und Programme ablegen

Wir fehlen uns selbst! Und das läßt uns in Disharmonie leben, das macht uns krank – an diesem Punkt müssen wir einsetzen, wenn wir gesund, »heil« werden wollen. Wir müssen aufhören, nach Mustern oder Programmen zu leben und bestimmte Rollen zu spielen, denn unsere Seele schreit nach »Erlösung«. Jede Krankheit ist der Schrei unserer Seele, ist das Rufen von uns selbst, endlich so zu sein, wie wir sind!

Solange wir nicht den Mut haben, uns so anzunehmen, wie wir jetzt sind, um von unserem jetzigen So-Sein weitergehen zu können zu unserem wahren Selbst, solange leben wir in Disharmonie – und damit in der Krankheit. Erst wenn wir in jedem Augenblick authentisch sind, haben wir die Chance, unsere Muster und Blockaden zu erkennen und sie zu transformieren, sie überflüssig zu machen.

Heil sein bedeutet, in Harmonie zu sein

Was bedeutet es eigentlich, »heil« zu sein? Heil sein bedeutet, ganz zu sein, vollständig ich selbst, so wie ich hier und jetzt bin. »Heil« sein bedeutet auch, nichts zu verdrängen, zu verstecken, zu verleugnen, sondern ganz zu seinem So-Sein zu stehen. Gleichzeitig heißt es, sich genau zu beobachten, ob man wirklich seinem Selbst entsprechend lebt oder nach Mustern, Programmen und Rollen. Indem man sie erkennt, hat man auch die Chance, sie aufzulösen.

In Harmonie mit sich und dem Leben zu leben ist eine weitere wichtige Voraussetzung für körperliche und geistige Gesundheit. Denn wer nicht zu sich selbst steht, lebt nicht in der Wirklichkeit und Wahrheit, lebt nicht in Harmonie, lebt disharmonisch.

Heil sein, bedeutet aber auch, wahr zu sein, rein zu sein. Wer Selbstbetrug übt und sich selbst belügt, lebt in Disharmonie. Gesund und damit heil zu sein, kann ich nur, wenn es in mir keine Unklarheit, keine Unreinheit, keine Lüge und, was ganz wichtig ist, kein »nein« gibt! Ein »nein« bedeutet immer, daß ich gegen das Leben bin, gegen mich selbst arbeite und damit den freien Fluß des Lebens behindere. Ein »nein« wird oft zum Auslöser von Krankheiten – es sei denn, es entspringt aus dem »ja« zu mir selbst.

Wer also mit sich im reinen ist, sich selbst entspricht, in Harmonie lebt und mit der Wahrheit seines jetzigen So-Seins lebt, der steht im Einklang mit sich und dem Leben und ist damit auch »heil«!

Die größte Heilkraft ist die Liebe

Die größte Heilkraft, die das Leben für uns bereithält, ist die Liebe. Wer wirklich liebt, kann kaum krank werden, denn Liebe ist die reinste und heilsamste Energie, die es gibt. Wer mit dieser Energie – mit Liebe – erfüllt ist, in dessen Leben ist kein Platz für Krankheit.

Ich kann aber erst wirklich lieben, wenn ich gelernt habe, das eigene Ich zu lieben. Die Liebe zu mir und damit in mir muß ungehindert fließen können, ohne Wenn und Aber. Ich kann mich aber nur wirklich aus ganzem Herzen, aus voller Seele lieben, wenn ich zu mir selbst gefunden habe und mich damit »wert« fühle, meine Liebe anzunehmen.

Wenn wir wirklich lieben, sind wir »ganz« und damit heil und gesund. Denn die wahre Liebe ist das heil(ig)ste und vollkommenste Unterfangen unseres Lebens. Erst wer sich selbst annimmt und liebt, kann seine Liebe auch auf andere richten.

Seine Liebe kann frei fließen, ohne den anderen zu brauchen oder besitzen zu wollen. Die Liebe zum anderen ist dann auch nicht mehr an Aspekte des anderen, die wir in uns vermissen, gebunden, sondern wir sind erfüllt von uns selbst und können dem anderen »wahren Selbst« unsere Liebe bedingungs- und vorbehaltlos geben.

Zu lieben heißt zu geben – uns ganz zu geben. Die Liebe zu sich selbst ist die Brücke zum wahren Glück. Einen anderen Menschen zu lieben bedeutet, ihn zu sich zu führen, ihn zum Leben zu führen, sein Wachsen zu fördern, ihm zu helfen, zu sich selbst zu finden und ganz er selbst zu sein.

Liebe ist die heilsamste Kraft, die es gibt. Liebe löst Ärger und Angst auf und verschafft Lebensfreude. Liebe zeigt den Weg, sie hilft, den Weg zu gehen, sie ist der Weg. Indem ich mich und die ganze Welt liebevoll annehme, kann das Leben wieder frei durch mich fließen, denn ich stimme wieder überein mit meinem wahren Wesen.

Also beginnen wir zu lieben. Geben wir uns eine Chance zu leben, indem wir wir selbst sind, indem wir beginnen, wir selbst zu sein und damit uns und das Leben immer mehr zuzulassen. Das ist der Grundstein für ein heiles, ganzes, vollkommenes Leben. Erst wenn wir gelernt haben, ganz zu leben, ganz wir selbst zu sein, ist die Voraussetzung für die Macht der wahren Liebe geschaffen. Damit aktivieren wir das größte Heilpotential, das wir besitzen.

Wenn wir ganz »ja« zu uns sagen, schwingt dieses Ja wider in unserem ganzen Sein, spiegelt sich in unseren Lebensumständen. Dann braucht unser Körper nicht mehr Botschaften zu schicken, die mit Schmerzen verbunden sind, damit wir sie auch beachten, sie nicht übersehen können.

Wir erleiden Schmerzen physischer oder psychischer Art immer nur dann, wenn wir nicht unserem Selbst entsprechend leben. Wir können frei bestimmen, was wir erleben, denn wir sind für uns Selbst und unser Schicksal allein verantwortlich. Das Leben ist nur ein Spiegel, so wie unser Körper ein Spiegel ist, ein Ausdruck unseres So-Seins. Körper und Lebensumstände zeigen uns immer nur, inwieweit wir in Harmonie mit uns leben, wir selbst sind. Habe ich mich frei gegeben, mir also die Freiheit gegeben, so zu sein, wie ich wirklich bin, kann das Leben auch frei durch mich fließen – und ich bin heil.

Wenn wir hier und jetzt leben, mit ganzem Herzen, mit allem was wir sind, im grenzenlosen Vertrauen, voller Liebe, Leidenschaft und Freude, kann das ewige Leben geschehen. Sich immer verändern ist Transformation, ist ständige Erneuerung in jedem Augenblick.

Krankheit bedeutet immer ein Fehlen von Leben. Leben heißt, heranzureifen, dem eigenen Selbst immer näher zu kommen. Dazu muß man in jedem Augenblick offen sein, bereit sein, immer tiefer in das Leben einzudringen. In jedem Moment muß man bereit sein, das »alte Ich« abzulegen und als ein »neues Ich« geboren zu werden. Dafür ist das Leben im Hier und Jetzt entscheidend.

Wie Krankheit entsteht

Krankheit kann entstehen, wenn
– ich glaube, einen »Fehler« gemacht zu haben und mich dementsprechend verurteile und an mir zweifle. Es gibt aber keinen wahren Fehler, denn wir leben, um zu lernen, und um das Fehlen unseres Selbstseins als unseren größten Fehler zu erkennen. Sorgen wir also dafür, daß wir unseren größten Fehler nicht ständig wiederholen. Wir selbst zu sein, ist unsere Aufgabe und zugleich unsere Erfüllung. In der Gewißheit des eigenen Seins zu leben, erfüllt zu sein und keinen Mangel mehr zu spüren, heißt, keine »Fehler« mehr zu machen.

Krankheit kann entstehen, wenn
– ich gegen mein So-Sein bin. Weil ich nicht so bin, wie ich eigentlich bin, projiziere ich meinen Fehler auf meine Umwelt und bin gegen den oder das andere. Doch diese negative Einstellung beeinflußt auch das Leben. Ich lebe in Disharmonie – im »Krieg« mit mir und dem Leben. Ich kämpfe gegen etwas anderes, weil ich nicht für mich bin, nicht als ich selbst lebe.

Krankheit kann entstehen, wenn
– ich in Disharmonie lebe. Denn ich »bin« nicht, wie *ich bin*; ich spiele eine andere Melodie, schlage den falschen Ton an, bin nicht in Harmonie mit der Melodie des Lebens, mit dem Lied in mir. Immer wenn ich eine Rolle spiele, habe ich den falschen Ton angeschlagen.

Krankheit kann entstehen, wenn
– ich gegen etwas bin. Ich kann aber nur gegen etwas sein, wenn mich etwas an mir stört, wenn ich also gegen etwas in oder an mir bin. In Wirklichkeit stört mich aber, daß ich nicht so bin, wie ich bin. Ich bin gegen mein »falsches« Sein.

Krankheit kann entstehen, wenn
– ich in einem Mangel lebe, wenn ich nicht in der Fülle des Lebens lebe, nicht in der Ganzheit meines So-Seins. Sobald ich einen Teil meiner Persönlichkeit nicht zulasse oder verändere, indem ich etwa Rollen spiele, Programmen oder fremden Verhaltensmustern folge, lebe ich im Mangel meiner selbst und damit nicht in Harmonie.

Krankheit kann entstehen, wenn
– ich in Sünde lebe. In Sünde zu leben bedeutet, in der Trennung zu leben, nicht in der Einheit, sondern in der Dualität. Sünde in unserem Sinne ist die Illusion von Getrenntheit, von ich und du, von gut und böse sowie die Trennung von mir, wenn ich nicht ich selbst bin. Jedesmal, wenn ich mich von meinem So-Sein distanziere, also trenne, lebe ich in Sünde und damit in Disharmonie. Auch das ist ein Grund für meine Krankheit.

Krankheit kann entstehen, wenn
– ich nicht liebe! Denn wenn ich nicht liebe, liebe ich auch mich nicht, nehme mich nicht so an, wie ich bin, sage »nein«. Jedes »nein« aber verursacht Krankheit. Wahre Liebe bedeutet »ja« zu sagen, heißt zu leben und frei zu sein. Liebe aber ist das höchste Gebot Gottes und das erste geistige Gesetz.

Krankheit kann entstehen, wenn
– ich nicht erfüllt bin. Ich bin nicht erfüllt, wenn mir in meinem Ich etwas fehlt, wenn ich nicht ganz so bin, wie ich eigentlich im Jetzt und Hier bin. Nicht-erfüllt-Sein heißt, daß es mir an mir selbst mangelt, ich nicht in der Fülle des Lebens lebe, weil ich mich nicht ganz zulasse. »Schatten« und Krankheit sind die Folge.

Krankheit kann entstehen, wenn
– ich anders lebe, als ich es eigentlich will und für richtig empfinde. Denn dann verleugne ich mich, lebe in der Unwirklichkeit und stehe damit in Disharmonie mit mei-

nem inneren So-Sein. Ich muß also den Mut haben, zu mir selbst zu stehen.

Krankheit kann entstehen, wenn
– ich nicht lebe, also den Fluß des Lebens nicht ungehindert und frei durch mich fließen lasse. Wenn ich innere Blockaden habe, wenn ich nach inneren Programmen lebe, Rollen spiele, nach dem Verstand und der Meinung anderer lebe – eben, wenn die Energien des Lebens in mir sich nicht frei entfalten können, nicht fließen können, wie es jetzt richtig ist –, dann muß ich von mir sagen, daß ich nicht lebe. Richtig leben heißt, ganz ich selbst zu sein, mit allen Aspekten, ohne Einschränkung.

Krankheit kann entstehen, wenn
– ich im unreinen mit etwas bin, ich also jemandem etwas nicht verziehen habe oder etwas vorwerfe, ihm Vorhaltungen mache oder ihn gar beschuldige. Wenn ich mit der Umwelt nicht im reinen bin. Ich habe Unreines in mir, wie etwa Muster, Rollen, Schuldgefühle oder Verhaltensweisen, die mir nicht entsprechen. Ich habe »Schatten« in mir, Stellen, an denen ich nicht ganz ich selbst bin. Schatten sind aber die Ursache von Krankheiten. Also, wenn ich mit jemandem im unreinen bin, sollte ich mich fragen, wo ich mit mir nicht im reinen bin, wo ich mir selbst etwas vorwerfe, mich schuldig fühle; ich sollte mich fragen »Wozu will es mich führen, welchen Aspekt von und in mir selbst lebe ich nicht so, wie ich eigentlich bin?«

Krankheit kann entstehen, wenn
– ich nicht leicht und lebendig bin, mich irgend etwas belastet. Dazu gehören Probleme, die ich nicht gelöst habe, Dinge, die ich nicht losgelassen habe, obwohl sie nicht mehr zu mir gehören, Rollen, die ich spiele, aber nicht bin, Muster, nach denen ich mich richte, die längst überholt sind und nicht mehr stimmen. Alles, was nicht mehr hier und jetzt zu mir gehört, was ich aber noch lebe,

festhalte, erfülle oder bin, belastet mich, weil es zusätzlich Energien an mich bindet, die wiederum das Leben im freien Fluß behindern. Auch das sind Ursachen für Krankheit und Leid.

Krankheit kann entstehen, wenn
– ich versuche »normal« zu sein. Denn dann lebe ich nicht nach meiner inneren Wirklichkeit, sondern der Außenwelt entsprechend. Das Außen ist aber nur ein Spiegelbild meines inneren Seins. Ich präge das Außen, deshalb muß ich mich nach mir richten, sonst lebe ich in Disharmonie mit dem wirklichen Leben in mir.

Krankheit kann entstehen, wenn
– ich die Aufgaben des Lebens nicht erfülle und löse. Eine Aufgabe ist immer etwas, das das Leben mir aufgibt, um jetzt einen Schritt zu machen. Probleme und Unklarheiten zwingen mich, einen Schritt auf mich selbst zuzumachen. Meine Hauptaufgabe ist es, ich selbst zu sein und mir in jedem Augenblick näherzukommen. Tue ich den notwendigen Schritt nicht, mahnt mich das Leben in Form von Krankheit und Leid.

Krankheit kann entstehen, wenn
– ich nicht im Frieden mit mir beziehungsweise meiner Umwelt lebe, unzufrieden bin mit mir oder anderen. Ich kann aber nur unzufrieden sein, wenn ich in mir »kämpfe«, gegen einen oder mehrere Teile meines Ichs bin. Unzufriedenheit sagt mir auch, daß ich nicht so lebe, wie ich eigentlich bin. Wenn ich aber ich selbst bin, lebe ich mit mir im Frieden und kann diesen Frieden in meine Umwelt hinaustragen. Im Frieden zu sein heißt, in Harmonie zu sein – und damit heil und gesund.

Krankheit kann entstehen, wenn
– ich nicht frei bin, mich nach Meinungen, Vorstellungen, Wünschen richte, mich nicht so zulasse, wie ich jetzt und hier bin.

Krankheit kann entstehen, wenn
– ich nicht im Hier und Jetzt lebe. Denn nur in der Gegenwart findet Leben statt. Wenn ich aus der Vergangenheit lebe, lebe ich die Vergangenheit, die aber tot ist. Lebe ich bereits in der Zukunft, so lebe ich ebenfalls in einer Zeit, die noch nicht lebt. Leben kann ich nur in der Gegenwart, denn Leben ist, es fließt und verändert sich von Augenblick zu Augenblick. Wenn ich an anderen Orten lebe, als an dem, an dem ich mich gegenwärtig befinde, also im Hier, dann kreisen meine Gedanken auch nicht um mich, sondern weilen bei anderen Personen oder Dingen, die mich daran hindern, ich selbst zu sein. Das Leben kann dann auch nicht in dem Maße durch und in mir sein und fließen, wie es lebensrichtig wäre. Immer wenn ich nicht im Hier und Jetzt bin, habe ich auch nicht die Chance, mich so wahrzunehmen, wie ich jetzt bin. Ich habe keine Möglichkeit, so zu sein, wie ich jetzt in diesem Augenblick und an diesem Ort bin. Das Leben aber muß fließen, sonst halten es Hindernisse und Grenze auf und behindern es – und das macht krank.

Hinter jeder Krankheit steht ein Problem

Krankheit ist nichts anderes als ein Ausdruck, eine Form eines »*Pro*-blems«. Sie ist nur eine Möglichkeit, die das Leben benutzt, um uns zu sagen, daß etwas nicht stimmt, daß wir nicht so sind, wie wir eigentlich sind.

Verstehen wir aber die Sprache und Botschaft des Körpers nicht, beziehungsweise reagieren gar nicht darauf, so hält das Leben noch andere Formen von *Pro*-blemen für uns bereit, die es *für* uns ins Leben ruft, um uns aufzuwecken, damit wir nachforschen, wach werden und mit der Suche nach dem Sinn des Lebens und damit mit dem Weg zu uns selbst beginnen.

Aber nicht nur der Körper kann krank werden, Krankheit zeigt sich auch im Beruf, in der Partnerschaft, in der Familie, in der wirtschaftlichen Situation oder religiösen Einstellung, im Verstand oder im Gemüt. Krank sein kann man auf vielen Ebenen, aber immer will Krankheit nur zeigen, daß das Leben in irgendeinem Bereich nicht harmonisch fließen kann, daß irgendwo ein Stau oder ein Mangel besteht.

Ein »*Pro*-blem« ist immer *für* mich da

Wie oft haben wir im Leben schon gesagt: »So bin ich eben«, oder »So sind die Dinge nun mal, da kann man nichts machen.« Aber läßt sich wirklich nichts machen? Wenn *ich* nichts ändern kann, wer sonst? Sehr oft ist das, was wir sagen, nicht einmal unsere eigene Meinung, sondern die Meinung eines anderen. Sie bestimmt unser Leben, wenn wir sie annehmen und zu unserer eigenen Meinung machen.

Wenn man uns beigebracht hat: »Gehe nachts nicht auf die Straße« – »Traue keinem Fremden«, oder »Die Menschen betrügen dich« oder uns mit ähnlichen Richtlinien erzogen hat, dann wird unser Leben auch entsprechend sein. Wir finden überall Beweise für unseren Glauben. Wenn man uns aber beigebracht hat: »Die Menschen sind im Grunde ihres Herzens gut«, und »Liebe ist überall«, oder »Im Grunde will ja alles dir nur dienen und helfen«, dann werden wir auch darin überall in unserem Leben eine Bestätigung sehen. Die Dinge und das Leben sind also nicht so oder so, sondern so, wie ich glaube, daß sie sind. Schon Jesus sagte: »Einem jeden geschieht nach seinem Glauben.« Diese alte Wahrheit hat ihre Gültigkeit nicht verloren. Heute würde man vielleicht sagen: »Wissen stellt Tatsachen fest, Glaube schafft Tatsachen.«

Also gehen Sie einmal einen Moment in sich, und

beobachten Sie Ihre Gedanken. Was denken Sie im Augenblick und vor allem, *wie* denken Sie im Augenblick? Auch in diesem Augenblick sind sie dabei, ihre Zukunft zu gestalten, ob Sie es wissen oder nicht, ob Sie es bewußt tun oder unbewußt. Doch in jedem Augenblick können Sie die Richtung Ihrer Gedanken ändern und damit Ihr ganzes Leben. Niemand außer Ihnen denkt in Ihrem Kopf, und niemand kann sich einmischen, es sei denn, Sie gestatten es ihm.

Erkennen Sie, daß Sie die freie Wahl haben, Sie können in jedem Augenblick damit beginnen, bewußt Ihr Leben zu bestimmen und damit Ihrer Gesundheit und Ihrem Schicksal eine neue Richtung zu geben. Aber unsere Macht liegt nur im Jetzt. Das Gestern kann ich nicht mehr ändern, und auch das Morgen kann ich nur hier und jetzt bestimmen. Das Gestern ist tot, das Morgen noch nicht geboren, jetzt (und nur jetzt) lebe ich! Jetzt habe ich alle Möglichkeiten in der Hand. Die Gedanken und Taten, für die ich mich jetzt entscheide, werden mein Morgen bestimmen. Ganz gleich, was war, was ich auch falsch gemacht haben mag, *jetzt* kann ich alles ändern. Tue ich aber den »notwendigen« Schritt nicht, zwinge ich das Leben, mir ein Problem zu schicken. Probleme sind immer »Auf-Gaben« des Lebens an mich, enthalten immer eine Gabe, ein Geschenk.

Probleme sind also Aufgaben – und sie fordern uns auch immer auf, etwas aufzugeben! Aufgeben kann ich aber nur etwas, das nicht zu mir gehört. Wenn ich ein Problem habe, gleich welcher Form und auf welcher Ebene, sollte ich mich fragen: »Wo sollte ich jetzt etwas aufgeben oder loslassen, das mich daran hindert, so zu sein, wie ich jetzt eigentlich bin?« Ein Problem, sei es nun Krankheit oder etwas anderes, sagt mir, daß ich nicht ich selbst bin. Durch das Problem fordert mich das Leben auf, etwas, das Nicht-Ich-Sein, aufzugeben, das heißt zu erkennen, bewußt zu werden und mich für mich selbst zu entscheiden – das »Alte« zu transformieren – und damit die Ursache von Krankheit aufzulösen.

Das Leben kann sich verschiedene Arten von Problemen »ausdenken«. Es kann etwa in Form eines Partners auftreten, eines Lebensumstandes oder eben auch einer Krankheit. Aber es konfrontiert uns immer mit der Energie, die einem jetzt hilft, den jetzt möglichen Schritt auf uns selbst zuzumachen. So hat der Partner zum Beispiel bestimmte Eigenschaften, die uns gefallen und die auch zu unserem wahren Sein gehören, die wir aber noch nicht leben. Oder er besitzt Eigenschaften, die wir nicht so sehr schätzen, ja die wir ablehnen, die uns stören, über die wir uns ärgern. Das macht uns aber immer nur auf einen Mangel, ein Problem in uns aufmerksam, das wir in uns ansehen und überprüfen sollten, es in uns in Harmonie bringen sollten. Wir werden also durch ein Problem vom Leben »gezwungen«, einen Teil in uns zu erkennen, um mehr »ich selbst« zu sein.

Ein *Pro*-blem ist außerdem *für* mich, für mein wahres Selbst da. Es hilft mir, zu mir selbst zu finden, indem es mich mit etwas konfrontiert, mir hilft, es bewußt zu machen, damit ich einen Schritt auf mich selbst zu machen kann – ein Stück mehr ich selbst bin.

Hat sich die Aufgabe aber erfüllt, das heißt ist das Problem gelöst, dann müssen wir Probleme aber auch wieder loslassen. Das gilt auch für einen Partner. Wenn die Partnerschaft sich erfüllt hat, der andere also nicht mehr einen Teil von mir spiegelt, den ich entweder loslassen oder integrieren sollte, muß ich den Partner vielleicht loslassen, denn das Leben hat einen anderen, jetzt passenderen, stimmigeren Teil oder Partner für mich vorgesehen. Lassen wir in einem solchen Fall das Leben nicht frei fließen, führt das zu einer gewaltsamen Trennung, die das Leben dann hervorrufen muß – und das kann auch in Form einer Krankheit sein.

Wir können nicht halten, was nicht zu uns gehört. Das

ist ein Gesetz, das immer wirkt. Auch Krankheit ist etwas, das in Wahrheit nicht zu mir selbst gehört. Wenn wir krank sind, heißt das, daß wir noch an etwas festhalten, etwas darstellen wollen oder glauben zu sein, was wir aber in Wirklichkeit gar nicht sind. Die Art der Krankheit ist ein Zeichen dafür, »was« wir noch nicht losgelassen haben, »was« uns nicht uns selbst sein läßt.

Krankheit gehört nur so lange zu uns, solange wir noch »Dinge«, also Aspekte unseres Seins, mit uns herumschleppen, die nicht zu uns gehören. Sind wir ganz wir selbst, so erscheinen wir auch so, wie wir in Wirklichkeit sind: heil, gesund und vollkommen.

Nur das, was nicht zum eigenen Selbst gehört, kann einem auch genommen werden. Denn das eigene wahre Ich kann man nicht verlieren, kann einem nicht weggenommen werden. Alles andere ist Schein und Illusion und wird eines Tages abfallen müssen, bis es nur noch das Selbst gibt.

Ich selbst bin das Ziel und der Weg

Ein sicheres Zeichen dafür, daß ich noch auf der Suche bin, und daß ich damit das Leben noch nicht vollkommen zulasse, ist der Wille. Das Wollen steht zwischen mir und der Erfüllung.

Solange ich noch will beziehungsweise festhalte, sind meine Hände – bildhaft gesprochen – noch geschlossen. Ich kann die Fülle des Seins gar nicht empfangen, bin gar nicht offen für die Geschenke des Lebens, bin nicht bereit für mich.

Wenn wir aber wir selbst sind, dann sind wir offen und bereit für die Fülle des Lebens, dann fällt uns der Erfolg in den Schoß, denn ich bin mit mir selbst erfüllt – und die Fülle »folgt« auf mein So-Sein. Das ist das *Gesetz der Resonanz.*

Jeder Augenblick bietet eine neue Chance (*Gesetz der Gnade*), denn in jedem neuen Augenblick gibt es ein neues Hier und Jetzt – und eine neue Möglichkeit, ich selbst zu sein.

Folgendes Beispiel macht das etwas deutlicher. Das Auto ist an sich tote Materie, es bewegt sich nicht von allein. Es ist existent, aber es braucht jemanden, der es in Besitz nimmt und in Betrieb setzt. So ist es auch mit uns Menschen. Wir waren schon immer und werden auch immer sein. Nur ob wir »leben«, entscheiden wir selbst. Ich muß mich in Besitz nehmen, muß in mich gehen, ich selbst sein, so wie ich mich ins Auto setzen muß, um es überhaupt anlassen zu können. Deshalb fordern so viele geistige Lehrmeister auf, den Weg nach Innen zu gehen, um dann »fahren« zu können, das heißt, um dann aus der Mitte heraus, als ich selbst zu leben.

Wie beim Autofahren muß ich stets achtsam sein, mich auf Umstände und Situationen einstellen, zum Beispiel auf den Straßenverkehr. Beim Autofahren kann man auch nicht in der Vergangenheit leben oder schon in der Zukunft fahren – man muß ganz im Hier und Jetzt sein, sonst kommt es zu einem Unfall. Krankheit ist nichts anderes als ein »Unfall«.

Dieses Beispiel zeigt also, daß wir ein Teil des Lebens sind und daß wir im Einklang mit unserer Umwelt leben müssen. Wir müssen uns in jedem Augenblick auf das Hier und Jetzt einstellen und wir selbst sein, denn die Umstände werden durch unser So-Sein geprägt. Das Leben folgt dem geistigen Gesetz »Wie innen, so außen.« Wenn ich also ein aggressiver »Autofahrer« bin, werde ich auch aggressiven Verkehrsteilnehmern begegnen, oder ich begegne meinem »Schatten«, wenn ich die Aggressionen unterdrückt habe.

Leider ist es heutzutage so, daß die Schulmedizin sich fast ausschließlich mit Krankheit befaßt und wie der Mechaniker in der Werkstatt arbeitet. Repariert wird erst, wenn etwas kaputt ist. Daß aber der Autofahrer oft schuld ist, wenn etwas kaputt geht und daß man sich besser mit ihm unterhalten sollte, damit er nicht so »wild« fährt oder rechtzeitig Öl nachfüllt, daran denken die wenigsten, es ist ja nicht ihre Aufgabe. Sie kümmern sich nur um die »Materie«, das Auto, den Körper. Aber das Auto hat keine Schuld, wenn es rostet, der Besitzer hat es einfach zu wenig gepflegt – genauso ist es mit dem Körper. Selbst wer nur Naturheilmittel verwendet, macht den gleichen Fehler. Er gibt sein »Auto« in eine umweltfreundliche, »natürliche« Werkstatt. Aber auch die Naturheilverfahren sind im Prinzip eine »Feuerwehrmedizin«. Um das Wesentliche kümmern sich alle nicht, um das innere Wesen, um das Selbst des Menschen, die Seele, den göttlichen Funken, um das, was wir wirklich sind.

Die herkömmliche Art der Hilfe macht alles nur noch schlimmer, weil man nach der Reparatur denkt: »So, jetzt ist ja alles wieder in Ordnung.« Man macht weiter wie bisher, ohne sich zu ändern.

Manche haben schon richtig erkannt, daß das Ziel nur sein kann, das Gesundheitsbewußtsein der Menschen zu stärken, aber sie basteln immer noch am »Auto« herum, anstatt einfach »gesund« zu leben und heil zu sein, indem sie ganz sie selbst sind.

Es ist im Grunde so einfach und doch für viele so schwierig. Wir können Körper und Psyche – Auto und Fahrer – nicht trennen. Das eine würde ohne den anderen nicht »fahren« können, nicht existieren. Körper und Geist bilden eine Einheit, der Körper ist nur der sichtbare Ausdruck des Selbst-Bewußtseins. Jedes Gefühl, das man empfindet, findet seinen Ausdruck in der Projektionsfläche »Körper«. Der Körper macht sichtbar, was ich in mir für Energien bewege. Dazu einige Beispiele:

- Wir bekommen eine Gänsehaut bei einer erregenden Vorstellung (die Haare stehen uns zu Berge).
- Die bloße Vorstellung einer anstrengenden Tätigkeit läßt unseren Blutdruck steigen, obwohl sie physisch gar nicht ausgeführt wurde.
- Eine schlechte Nachricht »schlägt auf den Magen«, wir können sie nicht »verdauen« – eine andere »geht an die Nieren«, belastet unser So-Sein, das Fließen, »zieht« an einem »Teil« von uns (Nieren sind Projektionsfläche für Partnerprobleme).
- Bei Ärger »kommt uns die Galle hoch«.
- Versteckte Aggressionen müssen »raus«, stoßen uns bitter auf, weil wir ja »dagegen« sind.
- Das Herz schlägt vor Freude bis an den Hals oder »rutscht uns vor Schreck in die Hose«. Stimmungen oder unser Selbstbild schwanken rauf und runter, wir ruhen nicht in der Mitte unseres Selbst-Seins.

Die Aufgabe besteht also darin, wir selbst zu sein, in allen Bereichen unseres Seins, also im beruflichen, wie im privaten, im gesellschaftlichen und körperlichen Bereich. Dort, wo wir nicht wir selbst sind, oder glauben, es nicht sein zu können, sind wir krank. Diese Krankheit tritt im Außen als Störung, Mangel oder Disharmonie in Erscheinung.

Wir sollten aufhören zu kämpfen, denn wenn wir zu uns gefunden haben, brauchen wir nicht mehr zu kämpfen, brauchen nichts mehr festzuhalten, können das Leben frei fließen lassen. Jedes Wollen zeigt, daß wir uns noch nicht gefunden haben. Denn wenn wir wir selbst sind, gibt es nichts mehr zu finden, nichts anderes zu besitzen oder zu sein. Jeder Wunsch ist in Wirklichkeit nur eine Projektion unseres wesentlichen Wunsches, des Wunsches nach uns selbst. Genauso ist jede Sehnsucht immer nur die Suche nach unserem wahren Ich.

Indem wir so sind, wie wir sind, finden wir zurück zur

Lebensfreude und zum Glück. Das Leben besteht nicht mehr nur aus Pflicht und Arbeit, sondern aus Freude und Erfüllung, weil wir mit uns selbst erfüllt sind, mit der Lebendigkeit unseres Seins – und damit das wahre Glück gefunden haben.

Wir werden zum »Architekten« unseres Lebens, indem wir jeden Augenblick so gestalten, wie wir hier und jetzt sind. Dann erst werden wir das Leben erleben, das unserem wahren Sein entspricht. – Ein »Lebensplan« wird überflüssig, denn das Leben folgt dem Plan meines Selbst – und damit dem Plan der Schöpfung. Das Leben wird zum Abenteuer auf der Reise zu meinem wahren Ich.

> Ich selbst bin das Ziel und der Weg. Ich selbst bin die Erfüllung all meiner Wünsche und Sehnsüchte. Ich selbst bin die Lösung all meiner Probleme. Ich selbst bin das beste Medikament. Ich selbst bin das Leben – und das Leben ist Gott.

Es gibt keinen allgemeingültigen Weg, zu sich zu finden, denn jeder Mensch ist einzigartig. So hat jeder nur eine Möglichkeit, zurück zur Quelle zu finden, zum wahren Heil-Sein, und das ist, dem Weg seines Herzens zu folgen, auf sein wahres Ich zu hören. Das aber ist nur möglich, wenn man in jedem Augenblick ganz sich selbst ist. Wer lernt, in jedem Augenblick so zu sein, wie er jetzt ist und mit jedem Schritt seine individuelle Art, die Einzigartigkeit seines Seins herauszufinden und seinen einmaligen Weg zu gehen, ist auf dem Weg zu seinem wahren Ich.

Unsere Einzigartigkeit ist unsere Besonderheit und das Geschenk des Lebens. Zugleich ist sie auch die Aufgabe des Lebens. Es ist unsere Aufgabe und Pflicht, unsere Individualität und Einzigartigkeit zu leben und anderen zu helfen, ebenso zu ihrer Einzigartigkeit zu stehen. Gestatten wir uns deshalb, wir selbst zu sein, gestatten wir uns zu leben, gestatten wir uns, der Teil der Schöpfung zu werden und zu sein, der wir sind. »Ich selbst« – es ist unsere Pflicht und unser Auftrag. Es ist der Sinn unseres Lebens, für den wir die Verantwortung übernommen haben und tragen müssen.

Immer, wenn wir versuchen, etwas anderes zu sein, weil wir glauben, daß es besser ist oder weil es andere von uns wollen oder erwarten, leben wir an uns vorbei.

Meinen Platz kann kein anderer für mich einnehmen und ausfüllen, keiner kann das sein, was ich bin. Keiner kann die Arbeit tun, die ich zu tun habe, denn nur ich kann sie so, in dieser Art und Weise tun, wie sie jetzt und hier mir aufgegeben ist. Am Anfang wird es nicht ganz leicht sein, »ich selbst« zu sein, aber mit der Zeit wird es leichter, weil seinem Ich entsprechend zu leben immer mehr befreit von den Lasten des »falschen« Seins.

Wir werden in unseren Anfängen unseres Selbstseins immer wieder auf die »Ungnade« und das Mißfallen der Umwelt stoßen. Das ist die Schwierigkeit und zugleich die Herausforderung, mit der wir zu kämpfen haben, denn jeder, der nicht seinem wahren Ich entsprechend lebt, ist unzufrieden mit sich, ist gegen sein So-Sein und damit besonders gegen denjenigen, der lebt, was er ist, ihm also den Spiegel seines »falschen« Seins vor Augen hält. Das ist aber zugleich eine Chance für den anderen, den Mut zu haben, zu sich zu stehen und er selbst zu sein.

Damit kristallisiert sich der Sinn unseres Lebens, unseres Hier-Seins auch immer mehr heraus. Wir leben, um uns selbst zu finden und um wir selbst zu sein, um dann anderen helfen zu können, sich ebenfalls zu finden.

Wir haben also erkannt, daß uns das Leben stets eine Botschaft vermittelt, wenn wir aus unserer Ordnung herausgefallen sind. Das kann über Lebensumstände, eine

Krankheit, Leid, den Partner oder sonst einen »Spiegel« geschehen. Wie können wir nun diese Botschaften verstehen? Wie helfen uns die Botschaften, uns selbst näherzukommen?

Nehmen wir als Beispiel die Botschaft des Körpers. Der Schlüssel zum Verständnis ist ganz einfach. Folgende Fragen helfen dabei:

- Welches Organ, welcher Körperteil (welcher Lebensbereich) ist betroffen, erkrankt, aus der Ordnung gefallen, nicht mehr heil?
- Welche Funktion hat die Krankheit, welche Aufgabe? Wofür brauche ich sie, wobei hilft sie mir, und zwar zunächst auf der physischen Ebene? Dann sollten Sie sich fragen: Was entspricht dem geistig? Also, wie hilft sie mir, oder inwiefern hindert sie mich, zu meinem wahren Ich zu finden? Läuft mein Denken mechanisch ab, ist die Krankheit ein Teil einer Rolle, einer Gewohnheit, gibt es etwas, das ich neu überdenken und eventuell ändern sollte? Gehört die »Funktion« vielleicht gar nicht mehr zu mir, oder sollte sie anders »funktionieren«?
- Welche Konsequenzen ergeben sich aus dieser Erkenntnis? Ist die »Funktion« veraltet, fließt sie nicht mehr, sollte ich sie loslassen oder neu in Besitz nehmen? Soll ich nur bewußter damit umgehen, sie verändern, dazu nehmen, aktivieren, weitergeben...?
- Wozu zwingt mich die »Botschaft«, das »Symptom«?* Muß ich in die Ruhe/Stille gehen oder aktiver werden? Muß mehr Bewegung in mein Leben oder Achtsamkeit, bin ich über- oder unterfordert? Muß ich eine »Rolle« erkennen, die ich gar nicht bin, mich ändern, damit es nicht mehr »schmerzt«? Ist es nur ein altes Programm,

---

* Vgl. Kurt Tepperwein, Die Botschaft Deines Körpers, Moderne Verlagsgesellschaft, München

ein Muster, das mich zwingt, es zu erkennen und loszulassen?

- Was muß ich tun, um mehr ich selbst zu sein?
- Inwiefern war ich nicht ich selbst?
- Habe ich etwas getan, das ich eigentlich nicht oder anders tun wollte?
- Was sollte ich lassen, ändern oder hinzunehmen?
- Welche Konsequenzen ergeben sich aus diesen Erkenntnissen?
- Wo habe ich mehr Klarheit über mich selbst erfahren, wie kann ich das in meinem Leben umsetzen, wie kann ich meine Erkenntnisse in die Tat umsetzen?
- Welche »Schwächen« oder »Mängel« habe ich – körperlich/materiell oder geistig/psychisch?
- Was sagt mir das über mich? Inwiefern bin ich nicht ich selbst?
- Wie äußert sich das auf anderen Ebenen?
- Wie bin ich denn wirklich?
- Welche Einstellung habe ich dazu? Ist sie berechtigt, oder trifft sie gar nicht zu, stammt sie aus einer alten Erfahrung, einem alten Urteil? Wie stehe ich jetzt zu meinen Erfahrungen/meiner Krankheit? Kann ich zu meiner Einsicht stehen?
- Was hindert mich, so zu sein, zu denken, zu leben, wie ich selbst denke? Welche Heilungshindernisse gibt es also, und gibt es sie wirklich, oder glaube ich es nur?
- Glaube ich, mein »Schicksal« nicht verändern zu können? Was für ein »Wunder« müßte geschehen, damit es sich ändert? Könnte ich es für möglich halten?
- Glaube ich überhaupt an mein Heil-Sein, oder fehlt mir der Glaube an mich?
- Was hindert mich, an mich zu glauben und meinen Fähigkeiten zu vertrauen? Setzt sich dieses Urteil aus Meinungen und Urteilen anderer zusammen? Liegt mein geringes Selbst-Vertrauen allein an mir? Welche Erfahrungen habe ich gemacht, die mich hindern, an

mich zu glauben? Was müßte geschehen, damit ich wieder an mich glaube?

- Was würde mir helfen? Auf welcher Ebene? Was müßte geschehen, damit ich wieder »heil« bin? Was kann ich dazu tun? Kann ich nicht vielleicht alles selbst in die Hand nehmen?
- Was entspricht dieser »Hilfe« auf einer anderen Ebene? Sollte ich vielleicht dort ansetzen? Lebe ich zu sehr auf einer einzigen Ebene? Wo glaube ich, nicht »richtig« zu sein, »falsch« zu sein, nicht zu »stimmen«?
- In welchem Bereich »erkranke« ich häufiger? Welches Problem beschäftigt mich schon länger? Welches Problem habe ich noch nicht gelöst?
- Tritt die »Störung« einseitig auf, läßt sie mich einseitig werden? Bin ich zu einseitig (oder bin ich zu vielseitig)? Gibt es bei mir ein »Zuviel« oder ein »Zuwenig«?
- Welche »Kombinationen« treten bei mir auf, wie sind also alte Rollen / Programme / Muster / Denkschemen miteinander verwoben, wie bedingen sie sich, wie schaukeln sie sich gegenseitig auf, wie aktivieren sie sich?

Bei der Beurteilung von Symptomen muß auch beachtet werden, daß ein bestimmtes Problem oder eine Belastung sich über verschiedene Organe oder Projektionsflächen äußern kann. Welche Projektionsfläche gewählt wird, ist vor allem von der individuellen Einstellung zum Problem abhängig.

Wenn jemand unter Druck steht, kann sich das zum Beispiel folgendermaßen zeigen:

1. Aggressives Verhalten anderen gegenüber: In diesem Fall wird der innere Druck nach außen, auf die anderen, entladen.
2. Bluthochdruck (Hypertonie): Hier zeigt sich, daß zwar die Absicht zu einer Aktivität besteht, sie wird jedoch nicht ausgeführt und löst den Druck nicht auf.

3. Erhöhter Augeninnendruck (Glaukom): Wird diese Projektionsfläche für die Ableitung des inneren Drukkes gewählt, erkennen wir daran, daß die Sicht der Dinge, die eigene Ansicht, zum Druck geführt hat.
4. Kopfdruck zeigt, daß Spannungen durch gedankliche Auseinandersetzung entstehen, daß wir für ein Problem noch keine Lösung gefunden haben.
5. Angespannte Muskulatur, was bis zu ihrer Verhärtung gehen kann. Hieran erkennen wir die mangelnde Bereitschaft, sich seelisch mit dem Druck auseinanderzusetzen und ihn zu verarbeiten. Die Spannung wird in der Muskulatur »eingefroren«.
6. Magendrücken zeigt uns, daß die Umstände nicht »verdaut« werden. Es besteht also eine Unfähigkeit oder Unwilligkeit, etwas zu akzeptieren, es als gegeben hinzunehmen.
7. Abszeß: Bei dieser Projektionsfläche erkennen wir, daß der innere Druck einen Weg nach außen über einen »bestimmten Punkt« sucht, und daher tritt er auch auf einem bestimmten Punkt unserer Kontaktfläche Haut in Erscheinung. Ebenso sollte sich die eigentliche Lösung auf diesen bestimmten Punkt konzentrieren.
8. Druck auf die Blase zeigt, daß wir Überholtes loslassen müssen. Das kann auch eine geistig-seelische Haltung sein, die wir loslassen sollten. Können wir uns geistig-seelisch nicht von dem Druck befreien, versucht der Körper, wenigstens auf seiner Ebene den Druck zu mindern.

Der Körper kann aus sich heraus nicht erkranken

Ein Körperteil kann:	*Bedeutung*
sich entzünden	Das bedeutet geistig-seelisch: Eine akute Belastung ist vorhanden.
vereitern	Etwas Fremdes ist eingedrungen und sollte entfernt werden (auch im geistig-seelischen Bereich).
überdehnt, gezerrt sein (oder gar reißen oder brechen)	Eine zu große Beanspruchung, die beseitigt werden muß, liegt vor.
sich verrenken	Etwas befindet sich auch geistig-seelisch nicht in Harmonie, sollte eingerenkt werden. Das kann sich auch auf eine Situation beziehen.
zu schwach sein	Etwas muß geübt, gestärkt oder gefördert werden, denn ich werde gefördert, indem ich gefordert werde.
gestört sein	Also muß ich fragen: Was stört mich in Wirklichkeit? Wie kann ich die Ordnung wiederherstellen?
brennen oder jucken	Hier muß ich mich fragen: Was brennt mir wirklich auf der Haut, oder was juckt mich, um mich zu zwingen, mich damit zu befassen?
verengt sein	Also frage ich mich: Was engt mich ein, wie kann ich die Enge in meinem Bewußtsein beseitigen?
erweitert sein	Wo bin ich zu weit gegangen, habe ich etwas überdehnt, zu stark in Anspruch genommen?

Der Schlüssel zur »Sprache der Symptome«

1. Der erste Schritt zur Heilung ist die Bereitschaft, sich mit der Krankheit zu konfrontieren und die eigentliche Ursache zu erkennen. Vorher kann eine Behandlung zur Symptomfreiheit, nicht aber zur Heilung führen. Also sollte man ganz ehrlich die folgenden Fragen beantworten.
2. Welches Organ, welcher Körperteil ist betroffen? Welche Funktion hat es/er körperlich? Welche Funktion entspricht dem geistig?
3. Welches Symptom tritt in Erscheinung? Schreiben Sie das körperliche Geschehen ganz »naiv«, aber ausführlich auf, und prüfen Sie dann sorgfältig, welche Hinweise bereits in Ihren Redewendungen enthalten sind. In der richtigen Formulierung steckt meist auch schon die »Information« über die wahre Ursache: Ob ich bei einem Autounfall mit dem Wagen ins Schleudern gekommen bin oder ob mir was zum Hals raushängt, ob mir etwas an die Nieren geht, oder ob mir etwas schwer im Magen oder am Herzen liegt. Ob einer die Nase voll hat, schlecht sieht, nicht hören kann, sich nicht mehr bücken kann – stets kennzeichnet unsere Sprache auch eine geistige Haltung, wenn man die »Weisheit der Sprache« beachtet.
4. Als vierten Schritt sollte man nach dem genauen Zeitpunkt der Erkrankung fragen, denn der genaue Zeitpunkt der Erkrankung läßt den Zusammenhang mit wesentlichen Veränderungen der Lebenssituation oder unseren Gefühlen erkennen.
5. Was hilft bei diesem Symptom körperlich? Was entspricht dem geistig? Was hilft bei diesem Symptom geistig? Was entspricht dem körperlich oder materiell?

6. Wozu zwingt das Symptom? Was ist zu tun? Was sollte man lassen? Welche Konsequenzen ergeben sich daraus? Lassen Sie sich nicht vom »Auslöser« der Krankheit, also Bakterien, Viren, genetisches Erbe, Unfall oder ähnlichem ablenken, sondern erkennen Sie die geistig-seelische Ursache, die »Wirklichkeit hinter dem Schein«.
7. Welche Charakterschwächen habe ich? Wie äußern diese sich körperlich?
8. Welche körperlichen Schwächen habe ich? Wie äußern sich diese charakterlich?
9. Was ist mein Problem-Organ? Welcher Körperteil ist betroffen? Welche Körperseite ist betroffen? Welche Aussage ist darin enthalten?
10. Welche Symptom-Kombinationen treten auf? Was bedeutet das geistig? Welche Konsequenzen ergeben sich daraus?
11. Welche Heilungshindernisse sind vorhanden? Brauche ich dadurch eine ungeliebte Arbeit nicht mehr zu tun? Erhalte ich erhöhte familiäre Zuwendung und Rücksicht? Wie kann ich diese Heilungshindernisse auflösen?
12. Habe ich die Botschaft erkannt und verstanden? Was besagt sie? Was bedeutet das für mich? Was heißt das *jetzt*? (Zur Lösung meiner derzeitigen Aufgabe? Um meinen Weg besser erkennen und leichter gehen zu können?) Welche »multi-dimensionale« Aussage ist darin enthalten? Welche Konsequenzen ergeben sich daraus für mich? Nehme ich sie an? Was ändert sich dadurch in meinem Leben? Ab wann ändert sich etwas in meinem Leben?

Wenn wir so vorgehen, uns die Fragen ehrlich beantworten und die Botschaft des Körpers auch wirklich verstehen und befolgen, wird aus einem Symptom keine chronische Krankheit!

> Zur Erinnerung: Die Ursache für ein Symptom liegt immer im Bewußtsein, in den Gedanken. Die »Auslöser« der Krankheit sind Bakterien, Viren, das genetische Erbe, ein Unfall, ein anderer oder der »Zufall«.

Anwendung des Schlüssels zur »Sprache der Symptome« zum Beispiel bei Kreislaufproblemen

1. Die Bereitschaft zur Konfrontation
2. Welches Organ/welcher Körperteil ist betroffen: das Blut. Blut ist der »Sitz der Seele«. Wer verblutet, ist »entseelt«. Blut hat einen bestimmten Blutdruck. Er ist Ausdruck der Dynamik eines Menschen. Extrem: Ohnmacht – Gegenteil: dynamische Aktivität. Frage: »Inwiefern fühle ich mich ohnmächtig?« – »Wo bin ich nicht aktiv genug?«
3. Welches Symptom tritt in Erscheinung? Ich notiere schriftlich das körperliche Geschehen und achte auf die »Weisheit der Sprache«.
4. Zu welchem Zeitpunkt trat das Symptom zum erstenmal auf? Welche wesentliche Veränderung meiner Lebenssituation steht damit in Verbindung?
5. Was hilft körperlich? Mehr bewegen, Sport treiben, aktiver werden, Wechselduschen. Geistig: Die Erlebnisbandbreite erweitern, sich den Wechselwirkungen des Lebens aussetzen. Treppensteigen bewirkt geistig: Sein Bewußtsein erhöhen. Massage heißt, sich Druck und Reibung aussetzen, den richtigen Punkt finden (Fußreflexzonenmassage).

Was hilft geistig? Sich den Lebensaufgaben stellen. Anpacken, was zu tun ist, sich nicht hängen lassen, geistig beweglicher werden. Körperlich: Körperliche Betätigung, gleich welcher Art. Sich nicht vor Unangenehmem drücken, Konfliktsituationen bereinigen, notwendige unangenehme Gespräche führen. Körperlich heißt das auch: Unangenehmes anpacken, nicht einseitig leben und nur Angenehmes tun wollen.

6. Wozu zwingt mich das Symptom? Es zwingt mich, aktiver zu werden, sonst sackt mein Kreislauf immer weiter ab.

Die sieben Eskalationsstufen eines Symptoms

1. Bevor sich ein Problem oder eine Belastung als Symptom zeigt, meldet es sich als Idee, Wunsch, Traum oder Phantasie.
2. Als zweite Mahnung erscheint eine klare, scheinbar unbedeutende und wenig belastende funktionale Störung. Das Problem wird auf der körperlichen Ebene sicht- oder spürbar.
3. Bei Nichtbeachtung kommt es zu einer akuten körperlichen Störung, zu einer Entzündung, einer Verletzung oder einem kleinen Unfall. Die Bitte um Änderung wird schmerzhafter vorgetragen.
4. Wenn die akute Bitte keine Beachtung findet, wird der zunächst akute, entzündliche Prozeß chronisch. Der Organismus schickt eine Dauermahnung.
5. Bleibt auch die Dauermahnung unbeachtet, kommt es zu irreversiblen Schäden, zu Organveränderungen oder Krebs.
6. Sollte diese letzte Mahnung nicht zu der erwünschten Änderung führen, endet die Entwicklung früher oder später mit dem Tod. Der Tod zwingt zum Loslassen und bietet die Möglichkeit, die Situation von einer anderen Ebene mit anderen Augen zu sehen und möglichst zu ändern.
7. Wird diese Chance vertan, kann es zu einer weiteren Inkarnation kommen, diesmal vielleicht unter erschwerten Bedingungen. Mit einer »angeborenen« Behinderung, Mißbildung oder Störung beginnt dann ein neuer Zyklus (Karma).

Signale dafür, daß ich nicht »ich selbst« bin

Eine Störung, ein Symptom, gleich in welchem Bereich, ist ein Zeichen dafür, daß man aus seiner Ordnung gefallen ist. In einem solchen Fall sollte man für einen Moment »still« werden und sich selbst, sein Leben, seine Taten und Gedanken daraufhin überprüfen, inwiefern sie nicht mit der eigenen Persönlichkeit übereinstimmen. Man sollte sich bewußt machen, wie man lebt, handelt, denkt, fühlt. Man sollte sich auch die Frage stellen, warum man einem anderen »Programm« folgt, also nicht so ist, wie man eigentlich ist.

Dieses Verhalten entwickelt sich meistens aus alten Erfahrungen oder der Meinung anderer über die eigene Person. Es ist aber möglich, sich in die Situation zurückzuversetzen, die letztlich der Auslöser für dieses Verhalten war. Man kann sich neu entscheiden – für sich selbst!

Man kann auch direkt die »Störung« befragen, ihr »befehlen« zu offenbaren, was sie will. Der erste Gedanke, die erste Idee, die spontan auf diese Frage folgen, bergen die Antwort in sich. Schließlich kann man auch einfach in sich hinein hören und sich fragen, was denn eigentlich nicht stimmt, denn das Unterbewußtsein kennt alle Antworten und weiß am besten, inwiefern man aus seinem Selbst-Sein herausgefallen ist und was zu tun ist.

Krankheit kann also nur entstehen, wenn ich nicht ich selbst bin, denn Krank-Sein bedeutet in der Dualität und nicht in der Einheit zu leben. Die Dualität ist Gesundheit *und* Krankheit, denn es gibt immer zwei Seiten und die eine bedingt die andere. Es gibt noch andere Zustände, die nur entstehen können, wenn man nicht man selbst ist:

- *Leere*, denn es kann mir nur etwas fehlen, wenn ein Teil von mir fehlt.
- *Sehnsucht*, denn jede Sehnsucht ist die Suche nach dem eigenen Wesen. So sind denn alle Formen von Sucht

(Sehn-Sucht) wie etwa Drogen, Alkohol, Essen, Liebe, Arbeit ein Zeichen dafür, daß ich nicht meinem wahren Selbst entsprechend lebe.

- Angst und Sorge entstehen, wenn ich mich nicht zulasse, nicht lebe.
- Sein Selbst belügen, heißt eine »Sünde« begehen.
- Jede Teilung ist eine Trennung und damit eine Sünde und die Ursache für Krankheiten. Teilung ist auch jedes Urteil, jede Bewertung. Immer wenn wir etwas beurteilen, etwas als »schuldig«, böse, schlecht oder falsch empfinden oder bezeichnen, trennen wir es von der Einheit und verursachen Krankheit und Leid.

Wir müssen also wieder unschuldig werden, frei von Bewertungen, ohne dualistische Gedanken von »gut und böse«, denn das *Eine* ist immer gleich, hat den gleichen Wert (Gott). Immer wenn man urteilt, trennt man den Aspekt von seinem Ursprung, von seinem göttlichen, vollkommenen Teil, von sich selbst.

In unserem wahren Sein – im Paradies – gibt es nur das eine, nur die Ewigkeit. Zeit und Raum erleben wir dagegen in einer Welt der Dualität. Es ist das Denken, das uns in die Illusion der Dualität stürzt. Denn das Denken ist linear, nicht holistisch, es kann nur existieren in der Dualität.

Deshalb geschieht durch das Denken die Schöpfung, denn jeder Gedanke ist schöpferisch, er denkt außerhalb des Seins und erschafft damit eine Realität in der physischen Welt, in der das Gesetz von Ursache und Wirkung gilt. Würde man nicht mehr »denken«, könnte man nicht mehr verursachen, wäre also frei vom Gesetz von »Ursache und Wirkung«.

So können uns nur unsere Gedanken von der Vollkommenheit trennen, wir denken, wir wären anders, machen uns Vorstellungen, schaffen Bilder von uns und dem Leben, denken uns Rollen, Programme oder Illusionen aus. Wir trennen uns von der Wirklichkeit, weil wir sie in Gedanken (Bildern) »sehen«, anstatt sie zu erleben.

Die Gedanken sind es, die Angst, Sorge, Furcht erst entstehen lassen. Wir machen uns Bilder oder können uns eben keine machen (= Angst vor dem Unbekannten). Aber überprüfen Sie einmal: Wenn wirklich etwas »Schlimmes« geschieht, verschwindet die Angst meist. Sie kann nämlich nur außerhalb des Seins existieren. Unser Denken schafft sie, weil Denken in Raum und Zeit existiert.

Wenn ich ich selbst bin, geschieht das »Denken«, man nennt es auch Einfall oder Intuition – Kreativität.

Was wir unter Denken verstehen, ist das Nachdenken von schon vorher Gedachtem, Erlebtem oder Gehörtem. Es ist das Wiederholen von Bildern, die ich mir einmal gemacht habe, die ich mir jetzt wieder-hole. Das Problem dabei ist, daß ich das Leben jetzt nicht erleben/sehen kann, weil ich Bilder von früher sehe und damit erlebe! Damit kann ich auch nicht ich selbst sein, denn Gedanken, Sorgen, Ängste von früher hindern mich, im Hier und Jetzt zu leben.

- Urteilen, bewerten: Eine feste Meinung haben. Glauben, Fehler gemacht zu haben. Nicht verzeihen können;
- Vorstellungen, Erwartungen;
- Muster, Programme, Bilder, Gewohnheiten: Die Vorstellung: »Ich bin nun mal so.« Etwas zu tun, weil es Geld bringt, jemand anderer es so will ...;
- Dagegen sein: Mich stört etwas am anderen. Der andere macht etwas falsch. Etwas sollte anders sein (ich). Nur was in mir ist, kann mich außen stören;
- Bestimmte Einstellungen;
- Rollen spielen;
- Unehrlich sein;
- Krank sein: Was kränkt mich, beleidigt, verletzt, är-

gert, belastet mich, macht mich aggressiv, schmerzt mich?
- Wo sage ich »nein«: zum Leben, zu den Umständen, zu mir selbst?
- In der Vergangenheit/Zukunft leben;
- Mir Gedanken/Sorgen machen;
- Mangel erleben;
- Mich unfrei fühlen
- Anders sein wollen;
- Bedürfnisse haben: Im Mittelpunkt stehen wollen;
- Jemanden unsympathisch finden: wen, was, warum?
- Etwas wollen: was, warum?
- Probleme haben;
- Nicht in Frieden leben können;
- Angst haben;
- Mich anpassen müssen;
- Lieblos sein;
- Andere sollen etwas nicht wissen;
- Sehnsucht haben;
- Undankbar sein;
- Etwas nicht zulassen: »Das tut man nicht!« – »Ein Mann weint nicht!«;
- Wünsche haben: »Mir fehlt etwas«;
- Mich zurückhalten: statt etwas zu sagen oder zu tun;
- Übergewicht haben: Ich schleppe Falsches mit mir herum, etwas belastet mich.

Was kann ich tun, um wirklich ich selbst zu sein?

Der Mensch hat inzwischen das Größte wie das Kleinste entdeckt, aber dabei vergessen, das Nächste zu erkennen – sich selbst. Ganz gleich, wohin ich in der Welt komme, ich werde mich erst finden, wenn ich mich auf den Weg nach innen mache. Die Tür nach innen ist immer offen, und das Selbst wartet dort. Erst wenn ich eins geworden bin mit mir selbst, erwacht wahres »Selbstbewußt-Sein«, lebe ich im »Einklang« mit der ganzen Schöpfung.

Was aber kann ich tun, um wirklich ich selbst zu sein? Es gibt einen wahrhaft königlichen Schulungsweg. Er verlangt, daß ich mein eigener »geistiger Meister« werde. Die ersten Schritte auf diesem Weg sind:

1. Erkennen, daß es mich selbst wirklich gibt und daß es richtig ist, ich selbst zu sein. Zu erkennen, daß man genug gelitten hat, dadurch, daß man eine Rolle gespielt hat, anstatt man selbst zu sein.
2. Erkenntnis- und Änderungsbereitschaft beweisen, denn es ist bequemer, so zu sein, wie es der Umwelt recht ist. Merke jedoch: »Wer zur Quelle will, muß gegen den Strom schwimmen.«
3. Regelmäßige Zeiten der Besinnung finden. Man muß sich immer wieder fragen: »Warum tue ich das?« – »Bin ich das wirklich?« – »Will ich das, was ich da tue, wirklich und warum will ich es?« – »Fühle ich mich dabei wohl? Macht mich das glücklich?« – »Kann ich dazu wirklich Ja sagen?« Und vor allem: »Bringt mich das näher zu mir selbst?«
4. Man braucht Mut dazu, zum eigenen Ich, zu sich selbst zu stehen und dabei das Bild des anderen von sich entweder zu stören oder gar zu zerstören. Man muß den Mut aufbringen, zu seiner scheinbaren Unvollkommenheit zu stehen, auch wenn alle sagen, das sei ein Rückschritt. Man muß erkennen, daß es in Wahrheit ein Schritt in die eigene Wirklichkeit ist. Es ist wichtig, sich nicht durch die Bedürfnisse und Erwartungen der Umwelt von sich selbst entfremden zu lassen. Man muß den Mut haben, unbeirrbar »den Weg« zu gehen, auch wenn andere das als Sturheit

bezeichnen. Dabei ist es wichtig, die »Sprache der Symptome« zu beachten, ebenso wie die »Sprache der Lebensumstände.« Entwickeln Sie den Mut, nicht mehr »ideal« sein zu wollen, sondern authentisch, also ganz »ich selbst«.

5. Nicht mehr zu versuchen, wunschlos zu sein, solange man in Wirklichkeit noch Wünsche hat. Man muß lernen, nicht sofort »am Ziel« sein zu wollen, sondern den Weg zu genießen. Ein Wunsch zeigt ja nur, daß noch etwas zu meinem Glück fehlt. Erkennen Sie den Mangel an sich selbst, und versuchen Sie, die Eitelkeit loszulassen, in den Augen der anderen gut dazustehen.
6. Zu versuchen, den Menschen wirklich Interesse, Wohlwollen oder Liebe entgegenzubringen. Offen zu sein und die Menschen wirklich zu mögen, aber sich dabei niemals etwas vorzumachen, solange man es nicht ehrlichen Herzens tut.
7. Zu erkennen, daß es erstrebenswert ist, geduldig zu sein. Will man aber nur geduldig sein, ohne es wirklich zu sein, so wird man prompt noch wesentlich ungeduldiger. Man hat einen Pol des Seins betont und ist damit in Disharmonie mit seinem Ich geraten. So ist es auch erstrebenswert, tolerant zu sein und jeden Menschen so zu nehmen, wie er nun einmal ist und Verständnis zu haben, auch dort, wo man nicht versteht. Man sollte aber den Ehrgeiz überwinden, es sein zu wollen, solange man es nicht wirklich ist. Man muß aufhören, eine Rolle zu spielen, auch wenn es eine ideale Rolle ist, denn: »Wer eine Rolle spielt, der spielt im Leben noch keine Rolle.«

Erst auf diese Weise kann man gelassen durchs Leben gehen und mit dem Erreichten zufrieden sein. Man kann sich geborgen fühlen, in dem Bewußtsein »Ich bin.«

Als ich auf die Welt kam, war ich reine Freude und Liebe. Ich wußte noch, wer ich wirklich bin, wußte um meine wahre Bedeutung und fühlte mich als Mittelpunkt der Welt. Damals hatte ich noch den Mut, zu sagen, was ich wollte und meine Gefühle offen zu zeigen. Damals hatte ich noch den Mut, »Ich selbst« zu sein. Das und nur das ist die Wahrheit und die Wirklichkeit, alles andere ist eine erlernte Rolle.

Wenn Ihnen Ihr Körper wieder einmal eine Botschaft schickt in der »Sprache der Symptome«, dann verstehen Sie sie nun und wissen, was zu tun ist.

Jedes Symptom ist eine Aufforderung, nach innen zu gehen und dem Körper die richtige Antwort auf seine Botschaft zu geben. Das Symptom verschwindet im Nichts, wenn man die richtige Antwort gefunden hat. Sie erkennen, daß Ihr Körper in Wahrheit ein guter Freund ist, der Sie in seiner »Sprache« um Hilfe bittet, damit er Ihnen dienen kann, bis Ihre Aufgabe in der »Schule des Lebens« erfüllt ist.

Im folgenden finden Sie eine detaillierte Liste von Krankheiten – Symptomen – und die Entschlüsselung der Botschaft, die Ihr Körper in der »Sprache der Symptome« für Sie bereithält.

Die wichtigsten Symptome von A – Z und ihre geistigen Entsprechungen

Adipositas (Fettsucht)	Innere Leere, Liebeshunger, Verlangen nach Zärtlichkeit, »Ich-Schwäche«, falsches Selbstbild
Akne	Kontaktschwierigkeiten, Körperkonflikt, geistige Verunreinigung
Alkoholsucht	Suche nach »sich selbst«, Gefühl der Überforderung, mangelnde Bereitschaft, sich den Problemen des Lebens zu stellen
Allergie	Überempfindlichkeit, Aggression, Abwehr, verdrängte Angriffslust, Angst vor dem Leben
Altersbeschwerden	Ungelöste Lebensaufgaben, mangelndes Loslassen, Folgen von Jugendsünden
Anämie	»Ich-Schwäche«, mangelnde Anteilnahme, Lustlosigkeit
Angst	Enges Bewußtsein, ungelöste Lebensaufgaben, fehlendes »Selbst-Bewußtsein«
Arthritis	Mangelnde Beweglichkeit, Starrheit, Eigensinn, fehlende Wärme, enge Normen und Begrenzungen
Arthrose	Geistig-seelische Verformung, Deformation des eigenen Seins, Fehlhaltung, Schwerfälligkeit
Asthma	Verdrängter Dominanzanspruch, verdrängte Aggressionen, ungestilltes Bedürfnis nach Freiheit

Bettnässen	Weinen mit der Blase, Protest gegen falsche Behandlung und Mißstände, Überforderung, innerer Druck
Bindegewebs-schwäche	Ich verletze mich selbst durch zu große Nachgiebigkeit. Empfindlichkeit, nachtragend, mangelnde Flexibilität
Bindehaut-entzündung	Mangelnde Bereitschaft, einen Konflikt anzuschauen, Überforderung, Nicht-einverstanden-Sein
Blähungen	Konfrontation mit Unverdaulichem, innerer Druck durch Widerstand, ungenügende Toleranz
Blindheit	Aufforderung, die »geistige Sicht« zu stärken, die Wirklichkeit mit den »inneren Augen« zu sehen
Blutdruck (hoher)	Übersteigerte Dynamik, unterdrückte Aggressionen, beherrschte Gefühle, Ehrgeiz, mangelnde Flexibilität
Blutdruck (niedriger)	Mangelnde Konfrontation mit Konflikten. Ungenügende Dynamik und Aktivität. Man entzieht sich der Situation
Depression	Unterdrücktes setzt mich unter Druck. Ich bin nicht »ich selbst«, lasse meine Gefühle nicht zu, lebe nicht wirklich
Diabetes	Ungelöste Liebesfähigkeit, Enttäuschung, sich als unwert fühlen. Aufforderung, sich selbst mehr zu lieben, das Leben zu genießen
Dickdarm-entzündung	Angst, zur eigenen Meinung zu stehen, fehlendes Durchsetzungsvermö-

	gen, will Auseinandersetzungen vermeiden
Durchfall	Angst, Unfähigkeit oder Unwillen, sich mit den Dingen auseinanderzusetzen, Lebensangst, mangelnde Flexibilität
Erkältung	Aufforderung, sich mehr mit sich selbst zu befassen, sich zuzulassen, nichts Fremdes und Falsches hineinzulassen
Frigidität	Zuviel Kontrolle und Selbstbeherrschung, verdrängte, unbewußte Verhaltensmuster, Ablehnung, Unwille, »unterlegen« zu sein
Gallenstörung	Ärger und Aggressionen, die geschluckt werden. Man muß lernen, sich zu »äußern«, zu sich zu stehen und sich »auszudrücken«
Geburt (Frühgeburt)	Unbewußte und verdrängte Ablehnung, Ablehnung von Verantwortung, Angst vor der Veränderung
Gicht	Inflexibel gewordenes Bewußtsein. Aufforderung, seine herrische und dominante Art abzulegen, in sich zu gehen
Gürtelrose	Hilferuf: »Ich brauche und suche Kontakt.« Angst, Mißtrauen, Abwehr des Kontaktes, gedanklicher und gefühlsmäßiger Teufelskreis
Haarausfall	Erschöpfung, fehlende Lebenskraft, Mangelernährung, belastete Psyche
Hautausschlag	Aufforderung, sich mehr mit sich zu befassen. Etwas »juckt« mich, daß sich nicht länger verdrängen läßt

Heiserkeit	»Sprachlosigkeit«, Gefühl der Machtlosigkeit, Gefühl, nichts mehr zu sagen zu haben, innere Konflikte
Herpes Simplex	Akute innere Auseinandersetzungen, Unzufriedenheit oder Aggressionen, geistig-seelische Spannungen, innere Konflikte
Herzinfarkt	Durch innere Blockaden kann das Leben nicht ungehindert und frei fließen, Kopflastigkeit. Man muß mehr auf sein Herz, seine Gefühle hören
Herzrhythmusstörungen	Ich bin aus meinem Rhythmus gefallen. Verstand und Gefühl sind nicht im Gleichgewicht. Ich bin wenig verrückbar, zu starr geworden
Impotenz	Angst, Leistungsdruck, Schuldgefühle, Unerfahrenheit, falsche Erwartungshaltung, Unsicherheit, Verständnislosigkeit
Infektionen	Akute, unbewußte Auseinandersetzungen. Aufforderung, sich einer Aufgabe zu stellen, sich zu entscheiden und konsequent zu sein
Ischiasbeschwerden	Tatsächliche oder empfundene Überlastung, etwas »nervt« mich, Minderwertigkeitsgefühl, Angst, zu viel Verantwortung, innerer Druck
Juckreiz	Etwas »juckt« mich, fordert mich auf, mich mit mir zu »befassen«. Ich fühle mich vernachlässigt, brauche Nähe und Kontakt
Karies	Mangel an Festigkeit, Härte und Substanz. Ich weiche Schwierigkeiten aus, verdränge Probleme, statt sie zu lösen

Knochenbrüche	Ich habe mich auf etwas »versteift«, Mangel an Elastizität, habe mit etwas Vergangenem »gebrochen«, Neubeginn
Kopfschmerz und Migräne	Ich »zerbreche mir den Kopf«. Spannungen, zu viel Überlegung und gedankliche Überaktivität, überzogener Ehrgeiz, zu viel Wollen
Krebs	Nicht bewältigte persönliche Situation, reduzierte Abwehrlage, innere Isolation, das Wuchern negativer Gefühle
Kinderkrankheiten	Anpassungsprozeß an die Welt, Reifeschritt, Auseinandersetzung mit den Gegebenheiten
Krampfadern	Versteifung auf einen bestimmten Standpunkt, mangelnde Elastizität und Spannkraft, innere Ablehnung der gegebenen Situation
Kreislaufstörungen	Energie- und Antriebslosigkeit, Widerwille, Abwehr oder Gleichgültigkeit, Lustlosigkeit, Ablehnung von Verantwortung
Kurzsichtigkeit	Angst vor der Außenwelt, Leistungsdruck, Streß, fehlende »Weitsicht«. Die Hemmung, Angst und Aggressionen frei zu äußern
Lähmung	Tiefsitzende Angst, geistig-seelische Unbeweglichkeit. Ich lasse mein So-Sein nicht zu. Gefühlsblockade, innerer Druck
Leistenbruch	Ich bin dem Druck und der Belastung nicht mehr gewachsen. Etwas in mir ist »zerbrochen«. Hang zur Selbstbestrafung, »Überheblichkeit«

Magenschleim-hautentzündung	Ärger, Wut, Angst, Aggressionen, Hektik, keine Zeit, etwas zu »verdauen«, Nicht-einverstanden-Sein, geschluckte Konflikte
Magersucht	Frei sein wollen von allem Schlechten, Niedrigen, Körperlichen. Hohe Ideale, Ablehnung von Beziehung und Bindung
Mandel-entzündung	Ich kann oder will etwas nicht mehr schlucken, fühle mich unverstanden. Aufgabe, meine Einmaligkeit zum »Aus-Druck« zu bringen
Menstruations-beschwerden	Ablehnen des Frauseins, mangelnde Aufgeschlossenheit für etwas Neues, Angst vor Verantwortung. Aufforderung, die Enge des Bewußtseins aufzulösen
Minderwertig-keitsgefühl	Glaube, nicht liebenswert zu sein, fehlende Selbstliebe, negatives Selbstbild. Aufforderung zu erkennen, wer ich wirklich bin
Multiple Sklerose	Isolation durch Verhärtung, Dominanzanspruch. Ich lehne Teile meines So-Seins ab, lasse mich nicht zu. Oft hartes Urteilen
Muskelkrämpfe	Geistig-seelische Fehlhaltung, Einseitigkeit, zu viel Ehrgeiz, überzogenes Wollen, störrisches und verkrampftes Verhalten
Muskelschwund	Verlust der Handlungsfähigkeit, Weigerung, Aufgaben und Probleme zu lösen, Angst vor Mißerfolg und Konsequenzen
Nachtblindheit	Aufforderung, meine Sicht der Dinge zu ändern, die Augen zu öffnen für

	alle Dinge des Lebens, die Dinge in »einem anderen Licht« zu sehen
Nackenbeschwerden	Hinweis auf »Hartnäckigkeit«, Eigensinnigkeit, Starrsinn, geistige Unbeweglichkeit. Man muß toleranter und geduldiger werden
Nägelkauen	Innere Spannungen und Aggressionen, Hinweis auf vermeintliche oder tatsächliche ungerechte Behandlung, ungelöste Auseinandersetzungen
Nervosität	Angst, Streß, Überlastung, befürchtete Konsequenzen, falsche Ernährung, innerer Druck, Mangel an innerer Ruhe und Gelassenheit
Ohnmacht	Sich ausgeliefert fühlen, handlungsunfähig sein, Flucht in die Verantwortungslosigkeit, sich einer Situation entziehen wollen, Überforderung
Ohrenschmerzen	Ungelebter innerer Konflikt, fehlender Gehorsam. Aufforderung, mehr nach innen zu hören. Ich höre zu viel auf Wünsche anderer
Ordnungsliebe (übertriebene)	Innere Unsicherheit, Suche nach Halt, Wunsch nach Anerkennung und Leistung, ungeordnete Innenwelt, fehlendes Gleichgewicht
Parkinsonsche Krankheit	Ich bin ein von gegensätzlichen Kräften bewegtes Wesen. Konfliktsituation ohne Aussicht auf Lösung, will etwas »abschütteln« und loswerden
Parodontose	Mangelnder innerer Halt, Empfindlichkeit, Unfähigkeit, sich »durchzubeißen«, fehlendes Urvertrauen. Aufforderung, zuzupacken

Prostata-beschwerden	Zeichen von innerem Druck. Ich kann nicht, wie ich will, kann nicht mehr »meinen Mann stehen«. Ich muß aufhören, Erwartungen erfüllen zu wollen
Reisekrankheit	Mangelnde Bereitschaft oder Fähigkeit loszulassen; unbewußter Wille, alles kontrollieren zu wollen, Gefühl des Ausgeliefertseins, der Unentrinnbarkeit
Regelstörungen	Unzufriedenheit mit seiner Rolle, Eigenwilligkeit, mangelnde Bereitschaft zur »Hingabe«
Rheuma	Aggressive Impulse führen zu Muskelspannungen; angestaute Wut, Ärger, Aggressionen, Bitterkeit, Rachsucht, innere Blockaden
Rückenprobleme	Geistige Überlastung, Frustration, zu viel Verantwortung, fehlende Unterstützung, Ängste, Schuldgefühle, Abneigung, Kummer
Schielen	Aufforderung, geistig flexibler zu werden, die Wirklichkeit hinter dem Schein zu erkennen, die Dinge richtig einzuordnen
Schilddrüsen-überfunktion	Unterdrückung aggressiver und ablehnender Gefühle; Alarmzustand und innere Überaktivität, dauernde »vegetative Kampfbereitschaft«
Schlaflosigkeit	Angst, »künstliches Selbstbild«, Wille zur Kontrolle, ungeeignete Umstände (Bett, Geräusche, Temperatur). Man muß lernen loszulassen, sich hinzugeben

Schlaganfall	Ein Bereich des Lebens ist abgestorben, emotionale Unfähigkeit oder Unwilligkeit, »Betriebsblindheit«, Ablehnung
Schluckbeschwerden	Mangelnde Bereitschaft, bestimmte Umstände zu akzeptieren, Ablehnung der Tatsachen
Schmerzen	Unübersehbare Mahnung, eine Botschaft des Körpers zu beachten, aber auch Chance zur Trans-Formation. Zeichen von Stauung oder Blockade
Schnupfen	Man hat »die Nase voll« von etwas. Die Dinge sind »in Fluß« gekommen. Innerer Reinigungsprozeß
Schuppenflechte	Suche nach Nähe und Zuneigung, Angst vor dem Verletztwerden, Schutzpanzer. Aufforderung, aus seinem Schneckenhaus herauszukommen
Schwangerschaftsprobleme	Angst vor den Veränderungen und Konsequenzen, Hängen am Alten und Vertrauten, mangelnde Bereitschaft, in einen neuen Bereich des Seins einzutreten
Schwerhörigkeit	Aufforderung, auf die feinen Nuancen des Lebens zu achten. Nicht-hören-Wollen. Ich glaube, »ich höre nicht richtig«
Schwindel	Fehlendes inneres Gleichgewicht, Gefühl, zu wenig Aufmerksamkeit zu bekommen. Ich möchte, daß sich »alles um mich dreht«. Mangelndes Selbstvertrauen
Sehnenscheidenentzündung	Ich habe die Empfindung, man verlangt zuviel von mir. Ablehnende gei-

	stige Haltung gegenüber der Arbeit. Ich fühle mich ausgenutzt und überfordert
Sodbrennen	Ablehnung, Aggression, Ärger, Konfrontation mit einer ungeliebten Situation, Mutlosigkeit
Sucht	Sehnsucht nach »sich selbst«, Art der Sucht zeigt die Qualität meiner Sehnsucht, mangelndes »Selbst-Bewußtsein«
Star (grauer)	Störung des Stoffwechsels, geistig-seelischer »Bewegungsmangel«, erstarrte Ansichten. Aufforderung, mehr Anteil zu nehmen und zu geben
Star (grüner)	Innerer Druck durch Gefühlsblokkade, tiefsitzende Depression, ungelöste und unterdrückte Aufgabe, fehlende »Ent-Spannung«
Stottern	Angst vor angestauten Gefühlen, vor Animalischem, Triebhaftem, Körperlichem. Wunsch nach Kontrolle. Man muß lernen, zu sich zu stehen
Streß	Vergeblicher Versuch, in einer bestimmten Zeit mehr zu leisten, als geleistet werden kann, falscher Ehrgeiz, Perfektionismus
Thrombose	Ein präzise lokalisierbares Problem blockiert den freien Fluß der Dinge, festgefahrene Ansichten, unbeweglicher Standpunkt
Trigeminus-Neuralgie	Man überfordert sich im Zwang zu dienen, lehnt sich dabei ständig gegen das eigene Verhalten auf, Ideal-Kollision, Angst vor Konsequenzen

Übelkeit und Erbrechen	Wunsch, etwas wäre nicht geschehen. Etwas »zum Kotzen finden«, nicht einverstanden sein mit den Umständen; Abwehr, Ablehnung
Unfälle	Ich habe »den Halt verloren«, bin »ins Schleudern geraten«, wurde »aus der Bahn geworfen«, fehlende Harmonie mit mir selbst
Unfruchtbarkeit	Mangelnde Bereitschaft, einen Teil meiner Freiheit aufzugeben; Angst vor Verantwortung; Verstand und Gefühl sind nicht in Harmonie, nicht einig
Verdauungsbeschwerden	Geistige Überfütterung, Unfähigkeit oder Unwilligkeit, Kritik zu verdauen, Aggressionen, kann nicht loslassen
Waschzwang	Gefühl der realen oder eingebildeten Schuld; Wunsch, sich »reinzuwaschen«, schlechtes Gewissen; Zwang, etwas »gutzumachen«
Weitsichtigkeit	Zurückgehaltene Wut und Ärger, die nicht geäußert werden (können); Neigung, ständig über etwas »hinwegsehen« zu müssen, Verhärtung in der geistig-seelischen Haltung

A

Die wichtigsten Symptome von A – Z und was zu tun ist

Adipositas (Fettsucht) – Übergewicht

Die Wechselbeziehung zwischen Körper und Seele wird ganz besonders deutlich bei den Eßgewohnheiten. Schon für den Säugling ist die Nahrungsaufnahme nicht nur die Stillung eines Grundbedürfnisses, sondern vor allem Maßstab für das Geliebt- und Umsorgtwerden. Diese Verbindung bleibt mehr oder weniger stark ein Leben lang bestehen. Haben wir später das Gefühl, nicht genug geliebt zu werden, oder fehlt es uns an Geborgenheit, treibt uns ein Urinstinkt, mehr zu essen, um so die ursprüngliche Geborgenheit wieder aufleben zu lassen.

Natürlich kann der »Liebeshunger« auf diese Weise nicht gestillt werden. Nachdem wir gegessen haben, sind wir zwar voll, aber nicht erfüllt. Die innere Leere bleibt. Auch Langeweile und ein unerfülltes Leben lösen diesen Mechanismus aus. In Wahrheit haben wir Hunger nach Liebe, Anerkennung und Geborgenheit. Nicht umsonst sagt der Volksmund: »Die Liebe geht durch den Magen«, und »Wir haben jemanden zum Fressen gern«. Wenn wir früher etwas besonders gut gemacht oder etwas Unangenehmes erlebt hatten, bekamen wir von der Mutter etwas Süßes »zur Belohnung«, und so belohnen wir uns später im Leben selbst, wenn es das Leben nicht tut. Das führt dann zum »Kummerspeck« und damit zu neuer Frustration und zu weiterem Kummer, der geradezu danach drängt, durch weiteres Essen vergessen zu werden.

Auch das Verlangen nach Zärtlichkeit und Nähe äußert sich körperlich als »Hunger«, und indem er gestillt wird, vergrößert sich unsere Kontaktfläche Haut. Theoretisch wird dadurch natürlich auch unsere Chance größer, einen

»Kontakt« zu einem anderen zu bekommen. Die entsprechende Leibesfülle sorgt zudem dafür, daß wir kaum noch zu übersehen sind.

A

Hinter der Eßsucht steht also immer eine »Ich-Schwäche«, die durch Zuwendung von außen kompensiert werden soll, was natürlich keine Lösung bringt. Diese Ich-Schwäche aber bedingt wieder geringen Erfolg oder gar Ängste, die wiederum durch Essen gestillt werden. Man frißt seine Angst und Frustation in sich hinein und versucht, die innere Leere durch Essen zu füllen. Das geschieht besonders häufig, wenn schon die Eltern sich auf diese Weise verhalten haben. Beim Essen spürt man Unzufriedenheit, Angst, Enttäuschung, Kummer, Unsicherheit, Frustration, Alleinsein, Spannung, Depression, mangelndes Geliebtwerden nicht. Was man aber eigentlich sucht, ist: Kontakt, Geborgenheit, Zärtlichkeit, Erfolg, Anerkennung und Liebe.

Der Übergewichtige schleppt also Dinge mit sich herum, die ihm das Leben schwer machen – vor allem ein falsches Selbstbild. Tief innen weiß er natürlich, daß er im Grunde seines Wesens so nicht ist. Er lehnt sein So-Sein ab. Dadurch aber kann die Lebensenergie nicht frei fließen und die ungelösten Probleme haften ihm als äußeres Gewicht an und machen ihm das Leben doppelt schwer. Er muß also lernen, seine Fassade abzubauen, Blockaden zu beseitigen, Rollen nicht mehr zu spielen, und die Mauer seiner Abwehr zu beseitigen. Denn sein Leben ist ja nur so schwer, weil er es sich so schwer macht.

Aber wenn ich das Leben schwer nehme, heißt das auch, daß es das Leben mit mir schwer hat. Ich stehe mir, meinem wahren Selbst, ständig im Weg. Mein Leben ist nur deshalb langweilig, weil ich es hindere, frei zu fließen – den Augenblick wirklich zu erfüllen.

Der Übergewichtige lehnt aber nicht nur sich selbst ab, sondern meist auch noch die Umwelt. Was ihn an der Umwelt stört, das stört ihn in Wirklichkeit an sich selbst.

A

Die anderen sind nur der Spiegel, den das Leben ihm vorhält, um sich zu erkennen. Er sollte nicht mehr versuchen, anders zu sein, oder es der Umwelt recht zu machen, sondern wirklich und uneingeschränkt er selbst sein. Wenn ich wirklich ich selbst bin, habe ich auch nicht mehr das Bedürfnis, im Mittelpunkt zu stehen, dann dreht sich nicht mehr alles um mein kleines »Ich«, denn dann lebe ich in der Mitte meines Seins, ruhe in mir selbst, in meiner Mitte, bin der Mittelpunkt meines Lebens und kann die anderen so lassen, wie sie sind.

Fassen wir zusammen

Übergewicht zeigt:

- die Sehnsucht nach Erfüllung, nach einem Leben in Fülle, Sicherheit und Geborgenheit.
- alte Verhaltensmuster, zum Beispiel den Teller leer essen. Dann ist man ein braves Kind und erfüllt die Erwartungen anderer.
- unerfüllte Erwartungen an andere. Ich will mehr Liebe, Zuwendung haben, anstatt mehr zu geben.
- ich will die Vorratskammer gefüllt haben, für schlechte Zeiten, will »haben«, hamstern, sammeln für die Zukunft, dadurch aber lebe ich nicht im Hier und Jetzt.
- zeigt Ablehnung meiner Unzufriedenheit, Angst, Enttäuschung, Kummer, Unsicherheit, Frustration, Alleinsein, Spannung, Depression und mangelndes Geliebtwerden.
- ich erfülle nicht mein »inneres Bild«, weil ich anders sein will, als ich bin, und damit bin ich nicht mehr ich selbst, denn wenn ich die »Fülle« suche, lebe ich im Mangel an mir selbst.
- ich versuche mehr zu sein, als ich bin, will umfassender, größer, stärker, eindrucksvoller sein, als »gewichtige« Persönlichkeit gelten.

- ich gestatte mir nicht, die Dinge leicht zu nehmen, ich trage schwer an mir selbst.
- ich kann das Leben nicht frei fließen lassen und in Freude und Leichtigkeit leben.
- meine Langeweile durch Nichterfülltsein. Weil ich den Augenblick nicht erfülle, bin ich nicht erfüllt.
- ich lebe nicht im Frieden mit mir, ich will anders sein, als ich bin.
- ich will haben, was ich mir selbst nicht gebe: Anerkennung, Geborgenheit, Zärtlichkeit und Liebe!

Was zu tun ist

Man muß jeden Maßstab loslassen, nicht mehr anders oder »mehr« sein wollen, sondern sich endlich gestatten, man selbst zu sein. Man muß sich annehmen, wie man ist, und voller Freude der werden, der man eigentlich ist. Man sollte sich nicht mehr unter Druck setzen, sonst stört man nur die eigene innere Harmonie.

Angestaute Energien müssen sich auflösen, man muß das Leben wieder geschehen lassen, sich, das Leben und die anderen lassen, wie sie sind.

Lassen Sie Ihr Idealbild von sich, wie dünn Sie glauben sein zu müssen, los. Akzeptieren Sie die Welt, wie sie ist.

Nehmen Sie das Leben nicht mehr so schwer, und erkennen Sie, das Leben meint es in Wirklichkeit gut. Denken Sie daran, »Ich brauche nichts tun, um gut zu sein, ich bin es bereits.«

Erkennen Sie Ihre Einmaligkeit. Noch nie gab es einen Menschen wie Sie, und es wird auch nie mehr so einen geben. Sie sind wirklich einmalig.

Akne

Akne ist nicht nur eine Pubertätskrankheit, sondern sie trifft mehr und mehr auch die 30- bis 40jährigen und kann bis etwa zum 55. Lebensjahr auftreten. Die rein körperlichen Ursachen für Akne sind eine Überfunktion der Talgdrüsen und durch Hornzellen verstopfte Poren. In der harmloseren Variante sind die Poren offen und jedem als »Mitesser« bekannt. Schwieriger wird es, wenn diese Hornzellenpfropfe unter der Haut entstehen und keinen Ausweg finden. Sie werden in kurzer Zeit von bestimmten Bakterien besiedelt und durch weitere Hornzellmassen erweitert, bis sie sich entzünden, vereitern und an die Oberfläche treten. Nach ihrer Abheilung können Narben zurückbleiben, die in manchen Fällen nie mehr ganz verschwinden.

Ob und in welchem Ausmaß wir von der Akne befallen werden, ist auch erblich vorprogrammiert. Hatten beide Eltern in ihrer Jugend Akne, können die Kinder davon ausgehen, daß auch sie in der Pubertät mit der Akne Bekanntschaft machen werden. Vorbeugen kann man Akne körperlich nicht. Auch der Verzicht auf Süßigkeiten, fettes Essen oder ein anderer Umgang mit der Sexualität werden die Akne nicht verhindern können.

Die Haut ist der äußerste Teil unseres Körpers, unser Kontaktorgan, unser Berührungspunkt mit der Außenwelt. Verunreinigungen der Haut deuten also auf »Kontaktschwierigkeiten« im weitesten Sinne hin. Tatsächlich tritt die Akne in der Regel erst dann in Erscheinung, wenn wir uns mit dem anderen Geschlecht auseinanderzusetzen beginnen, wenn wir eine für uns neue Art des Kontakts suchen – in der Pubertät. Unser Körper zwingt uns in dieser Zeit, uns mit der eigenen, erwachenden Sexualität auseinanderzusetzen. Wir sind darauf nicht vorbereitet, und auch die Eltern und Freunde sind in dieser Zeit keine wirkliche Hilfe.

Durch falsche Vorstellungen, Erwartungen und mangelhafte Aufklärung entstehen dann geistige »Verunreinigungen«, die eigenen sexuellen Wünsche werden verdrängt, als »schmutzig« abgelehnt. Nach dem Gesetz: »Wie innen, so außen«, zeigt sich diese Verunreinigung auf der Haut, dem Projektionsorgan unserer Kontakte.

Gleichzeitig schützt diese als abstoßend empfundene Verunreinigung den »Träger« auch vor der Konfrontation mit der Sexualität, denn sie erschwert das Ausleben der eigenen sexuellen Wünsche, indem der eventuelle Partner abgestoßen wird und sei es nur in der eigenen Einbildung.

Männer haben weniger mit der Akne zu tun. Warum? Männer neigen eher dazu, ihre Sexualität auszuleben, zu ihr zu stehen und ihr, wenn auch oft noch etwas unbeholfen, Ausdruck zu verleihen. Wenn jedoch ein Mann unter Akne leidet, dann ist er meist stärker betroffen, da der sexuelle Drang des Mannes in der Pubertät meist stärker ist als der der Frau und damit die Konflikte im Problemfall auch stärker sind.

Kleinkinder haben keine Probleme mit Akne, da ihre Talgdrüsenfunktion noch stark eingeschränkt ist. Auch geistig-seelisch haben Babys und Kleinkinder keine Probleme mit der Sexualität, da sie sie offen und lustvoll ausleben, so lange, bis sie durch »Erwachsene« und deren »Erziehung« in ihrem So-Sein gehindert werden. Erst die Beschränkung durch die geltende Moral schafft die Voraussetzungen für Schwierigkeiten mit der Sexualität und damit für die Akne.

Ärzte verschreiben Mädchen mit Erfolg die Pille gegen Akne, denn die Pille täuscht dem Körper eine Schwangerschaft vor. Somit scheint das, was der Jugendliche insgeheim befürchtet, bereits eingetreten zu sein, und eine Konfrontation wird überflüssig.

Ein anderes wirksames Mittel gegen die Akne ist das Sonnenbaden, und es wird auch deutlich, warum. Für das Sonnenbaden muß man den Körper frei machen, man muß zu seiner Körperlichkeit stehen und die schützende Hülle der Kleidung ablegen. Dies ist ein erster Schritt, sich mit seiner Sexualität auseinanderzusetzen. Wir öffnen uns dabei der »Wärme«, die uns fehlt.

Auch der chronische Mißbrauch von Alkohol senkt drastisch die Talgdrüsenproduktion und verhindert so Akne. Auch dieser Zusammenhang mit dem geistig-seelischen Bereich wird verständlich, wenn wir bedenken, daß Alkohol in größeren Mengen bekanntlich »hemmungslos« macht. Wir haben dann keine Hemmungen mehr, dem anderen unsere Wünsche offen mitzuteilen. Der innere Konflikt wird ausgelebt, indem wir uns offen zu unserer Sexualität bekennen. Doch durch den Alkoholmißbrauch entstehen andere schwerwiegende Probleme.

Akne ist zwar ein harmloses, nicht ansteckendes Hautleiden, das aber nicht nur am Körper, sondern auch in der Seele Narben hinterläßt. Der Konflikt entsteht dadurch, daß der Körper plötzlich eine starke Sexualität entwikkelt, die er auch ausleben möchte, und der Geist sagt: »Ich will rein sein, so etwas ›Schmutziges‹ will ich nicht tun.« Diese beiden entgegengesetzten Kräfte können den Menschen fast zerreißen, bis er erkennt, daß das scheinbar schmutzige nicht existent ist, denn die Sexualität ist ein natürlicher Teil der Entwicklung des Menschen. Es ist seine Aufgabe, auch diesen Aspekt in sein Leben zu integrieren und mit ihm in Harmonie zu sein.

Fassen wir zusammen

Akne zeigt:

- daß ich mit mir nicht im reinen bin.
- daß ich mich anders haben möchte, als ich bin.
- daß ich gern reiner, vollkommener sein möchte.
- daß ich Sexualität als unrein empfinde. (Für eine Frau ist das noch schwieriger, weil sie die Sexualität »in sich

hineinlassen« muß. Ein Mann kann seine Sexualität außerhalb seines Körpers ausleben.) A

- daß ich in einem Konflikt lebe als Frau. Schwangerschaft ist etwas Schönes, aber Sexualität ist subjektiv »unrein«.
- daß meine Kontaktprobleme zur Außenwelt nur ein Hinweis sind auf mangelnden Kontakt zu mir selbst.
- das Fremde, Neue in mir will ich los sein. Da ich nicht offen dafür bin, sind meine Poren verstopft.
- daß ich die Dinge, die in mir derzeit vorgehen, nicht an die Oberfläche lassen möchte, nicht zeigen möchte, weil ich sie als unrein empfinde.
- daß meine verstärkte Talgproduktion eigentlich meinen Kontakt erleichtern möchte, »reibungsloser« machen möchte, aber ich bin nicht offen dafür.
- daß ich meine Lebenskraft nicht frei fließen lasse. Hornzellenpfropfe zeigen, daß etwas Abgestorbenes, Überholtes mich verstopft.
- Akne, wenn sie auf dem Rücken auftritt: daß ich diesen Dingen den Rücken zuwende, sie nicht anschauen möchte, sie nicht mehr »ertragen« kann.
- Akne, wenn sie vorn auftritt: daß ich mich stark gefühlsmäßig damit auseinandersetze, meine Probleme aber verstecken möchte.
- Akne, wenn sie im Gesicht auftritt: daß ich den Dingen »ins Gesicht« sehen muß. Ich muß mich »offensichtlich« damit konfrontieren.

Was zu tun ist

Akne ist eine Aufforderung des Lebens, sich so zuzulassen, wie man ist. Erkennen Sie an: »Ich bin so in Ordnung, wie ich jetzt bin, das Leben will mich so, wie ich bin. Ich kann mit meiner Umwelt offen in Kontakt treten und zu mir stehen. Ich will nicht mehr anders, ›reiner‹ sein und nehme mich in jedem Augenblick an, so wie ich

A

bin, weil das die reinste Form der Wirklichkeit ist, die ich derzeit erfüllen kann.«

Die Akne verschwindet, wenn die Poren »offen« sind und man sich zuläßt, so wie man ist.

Alkoholsucht

A

Die Droge »Alkohol« nimmt in unserer Gesellschaft einen immer größeren Stellenwert ein. In den letzten 25 Jahren ist der Konsum alkoholischer Getränke ständig gestiegen, und damit nehmen natürlich auch die Folgeschäden entsprechend zu. Bei derzeit etwa 1 800 000 Alkoholkranken allein in der Bundesrepublik ist der Alkoholismus zu Recht als sozialmedizinisches Problem Nr. 1 anzusehen. Der Pro-Kopf-Verbrauch hat sich von 1950 bis 1985 vervierfacht. Die Alkoholkrankheit wirkt sich naturgemäß extrem auf das Umfeld des Alkoholkranken aus, auf seinen Partner und seine Kinder, so daß in Wirklichkeit vier bis fünf Millionen Bundesbürger unmittelbar mit diesem Problem konfrontiert sind.

Unter diesen Umständen ist es nicht zu verstehen, daß der Konsum von Alkohol in unserer Gesellschaft nicht nur toleriert, sondern sogar gefördert wird. Bei jeder Einladung, auf jeder Party wird man immer wieder aufgefordert, »noch ein Gläschen« zu sich zu nehmen und muß einige Hänseleien über sich ergehen lassen, wenn man standhaft bleibt. Man ist also in dieser Beziehung ständigen Versuchungen ausgesetzt. Wenn man ihnen erliegt und in die Alkoholsucht abgerutscht ist, steht man plötzlich allein da, und die Gesellschaft will nichts mehr mit einem solchen Menschen zu tun haben. Er wird als willensschwach oder gar charakterlos und lasterhaft bezeichnet.

Dabei hat die Wissenschaft längst überzeugend dargelegt, daß es sich bei der Alkoholsucht wirklich um eine Krankheit handelt. Der Alkoholkranke braucht also nicht unsere Verurteilung, sondern unsere Hilfe, da er sich allein aus seiner Abhängigkeit nicht befreien kann. Hier können besonders die Familienangehörigen und Freunde hilfreich eingreifen.

Wie die Alkoholabhängigkeit entsteht, ist letztlich noch

nicht geklärt, aber wir wissen, daß eventuell erbbiologische Gegebenheiten eine Rolle spielen können. Etwa zwölf Prozent der Menschen sind scheinbar immun gegen eine Alkohlabhängigkeit, selbst wenn sie zeitweise viel Alkohol trinken. Sie können es jederzeit auch wieder lassen. Andere werden zum Alkoholiker. Es gibt jedoch verschiedene Typen von Alkoholikern, die Jellinek wie folgt unterteilt:

Alpha-Alkoholiker

Dieser Typ des Alkoholikers erlebt durch den Alkoholkonsum eine deutliche Erleichterung seiner Situation, eine Entspannung und Entlastung, und durch diese »positive« Erfahrung greift er im Konfliktfall oder in Belastungssituationen zunehmend auf Alkohol zurück und entwickelt so eine gewisse psychische Abhängigkeit. Es ist ihm nach einiger Zeit nicht mehr möglich, sein Leben ohne die »wohltuende« Wirkung des Alkohols, die ihm seine Unsicherheit und Hemmung nimmt, zu meistern.

Beta-Alkoholiker

Hier handelt es sich um den Typ des Gewohnheitstrinkers, der in Gesellschaft gern jede Möglichkeit sucht und nutzt, um Alkohol zu trinken. Da die »angenehme« Wirkung immer später eintritt, trinkt er von Mal zu Mal mehr. Durch diesen sich ständig steigernden Alkoholkonsum treten erhebliche körperliche Folgeschäden ein.

Gamma-Alkoholiker

Der Gamma-Alkoholiker ist über die Anfangsphase des »Erleichterungstrinkers« hinaus bereits unfähig geworden, sein Leben ohne Alkohol zu meistern. Vor allem seelische Belastungen können ohne Alkohol nicht mehr verkraftet werden, und der Alkohol wird ihm mehr und mehr zur unverzichtbaren Medizin, mit der er sich ruhigstellt und den Belastungen gewachsen ist. Durch den ständigen Alkoholkonsum nimmt die Alkoholverträglichkeit zu, so daß immer größere Mengen benötigt werden, um die erwünschte Wirkung zu erzielen. Trotzdem würde er es weit von sich weisen, als alkoholkrank zu gelten, da er ja nicht aus Freude am Alkohol trinkt.

Ein solcher Mensch wird immer häufiger einen Vollrausch haben, und irgendwann passiert der berühmte »Filmriß« – er kann sich nicht mehr erinnern, was er alles im Vollrausch getan hat. Später passiert es auch bei relativ geringem Alkoholkonsum, daß er Handlungen begeht oder etwas sagt, an das er sich einfach nicht mehr erinnern kann.

Um die Kritik seiner Umwelt zu vermeiden, wird er immer mehr zum heimlichen Trinker. Er legt Verstecke für seine Alkoholvorräte an und merkt, daß sein Denken immer häufiger um das Trinken kreist. Sein ungewöhnliches Trinkverhalten wird ihm bewußt, was wiederum zu Schuldgefühlen führt, so daß er es vermeidet, über Alkohol zu sprechen. Dadurch isoliert er sich noch mehr und wird immer einsamer.

Dabei fällt ein solcher Mensch eigentlich in unserer Gesellschaft kaum auf. Er wirkt aufgeschlossen und tolerant, sogar kontaktfreudig. Man macht ihm Komplimente wegen seines großen »Stehvermögens«. Und doch hat er längst die Kontrolle über seinen Alkoholkonsum verloren, und es kommt zu sozialen Konflikten. Der enorme Leidensdruck veranlaßt ihn immer wieder zu dem Versuch, »kontrolliert zu trinken«. Mitunter schafft er es sogar, einige Zeit nichts mehr zu trinken oder doch den Alkoholkonsum einzuschränken. Er erlegt sich bestimmte, selbstgeschaffene Trinkregeln auf, nur um sie wieder und wieder zu brechen. Der Kontrollverlust führt zu einer zunehmenden Verminderung des Selbstwertgefühls und zur »Ich-Schwäche«. Um diese zu kompensieren, flüchtet er in aggressives Verhalten oder in Selbstmitleid.

A

Versuche, den Alkoholkonsum einzuschränken, beantwortet der Körper inzwischen mit Entzugserscheinungen in den Trinkpausen, mit Unruhe, Zittern und Schweißausbrüchen, so daß er doch wieder zu seiner »Medizin« greift. Damit wechselt er in die chronische Phase. Nun nimmt die Alkoholverträglichkeit rapide ab, und schon kleine Menge führen zum Rausch und letztlich zu einem vorzeitigen Versagen des Körpers.

Die möglichen Folgen:

- Nerven und Hirnzellen sterben ab;
- Bleibende Gehirnschäden wie Gehirnschrumpfung sind die Folge;
- Die Leber wird schwer geschädigt;
- Blutgefäße entzünden sich. Folge: Arterienverkalkung;
- Die Nieren werden geschädigt und schrumpfen;
- Die Gelenke funktionieren nicht mehr richtig;
- Die Hände zittern;
- Nervenentzündungen, letztlich zerfällt das Nervensystem;
- Chronische Magenschleimhautentzündung;
- Impotenz.

Delta-Alkoholiker

Dieser Typ entwickelt eine körperliche Abhängigkeit und muß daher ständig eine bestimmte Menge Alkohol trinken, um quälende Entzungserscheinungen zu vermeiden.

Epsilon-Alkoholiker

Dieser Typ weist fast regelmäßige Zeiten depressiver Verstimmung, erhöhter Reizbarkeit und fast zwanghaften Denkens an Alkohol auf. Der Alkoholkonsum führt zu einem schnellen Kontrollverlust und einer mehrtägigen Zechtour. Nach Kater und Reue folgt eine Periode ohne jeden Tropfen Alkohol. Das Bedürfnis scheint für alle

A

Zeit gestillt, und ein solcher Mensch hat überhaupt keinen Bezug mehr zum Alkohol – bis zum nächsten Mal.

Eine eigentliche Heilung der Alkoholkrankheit gibt es nicht. Es ist jedoch möglich, sie zum Stillstand zu bringen, wenn nie mehr auch nur ein Tropfen Alkohol getrunken wird. Das erfordert natürlich eine hohe Motivation und eine Entwöhnungsbehandlung. Der Alkoholkranke muß die Notwendigkeit der Behandlung einsehen und sie selbst wünschen. Sie kann nur zum Erfolg führen, wenn er bereit ist, wieder die Verantwortung für sich selbst zu übernehmen und sie nicht mehr auf andere abzuwälzen. Wenn er es allein nicht schaffen kann, sollte er sich einer Selbsthilfegruppe anschließen, wie: Anonyme Alkoholiker, Guttempler-Orden, Blaues Kreuz. Hier findet er den Halt, der ihm hilft, einen Rückfall zu vermeiden.

Fassen wir zusammen

Alkoholsucht zeigt:

- daß ich »mich selbst« noch nicht gefunden habe, denn jede Sucht ist immer die Suche nach sich selbst. Ich lebe im Mangel an mir selbst, und dieser Mangel verursacht Unsicherheit, Unruhe, Nichterfülltsein. Ich spüre den Mangel als innere Leere und versuche, diese zu füllen oder wenigstens zu vergessen. Alkohol läßt mich den Mangel vergessen, aber dann tritt er um so stärker in das Bewußtsein, weil ich ja nicht vergessen, sondern erfüllen soll.
- daß ich mich überfordert fühle, daß ich glaube, Hilfe zu brauchen. Ich trinke mir Mut oder Gelassenheit an. Ich habe zuviel (oder zuwenig) Gefühl, meine Gefühle sind nicht in Harmonie.
- daß ich auch geistig im Mangel lebe, denn Alkohol ist ja etwas »Geistiges«, und ich versuche diesen Mangel auf der materiellen Ebene zu beseitigen, anstatt dort,

A

wo er besteht. Statt dessen versuche ich, meine Sorgen und Probleme im Alkohol zu ertränken, versuche schwer zu Schluckendes mit Hilfe des Alkohols leichter zu schlucken. Ich will die Dinge nicht so »schlucken«, wie sie sind, will nur schlucken, was mir »schmeckt«, in der Form, die mir gefällt.

- daß ich in meinem Leben nicht die Hauptrolle spiele, mich leben lasse.
- daß meine Potenz gelähmt wird, weil ich mit meinem Leben nicht schöpferisch umgehe, meine Schöpfungskraft nicht einsetze, um meine Probleme zu lösen. Ich habe also meine Hausaufgaben nicht gemacht, in der »Schule des Lebens« und bekomme jetzt »Nachhilfeunterricht«.
- daß ich von der Umwelt mehr und mehr allein gelassen werde als Aufforderung, selbst das Richtige zu tun.
- daß meine Gelenke steif werden, weil ich »unbeweglich« geworden bin, erstarrt in meinen Problemen.
- daß meine Leber belastet ist, weil ich mein »inneres Maß« verloren habe.
- daß meine Nieren belastet sind, weil ich mich vor der Konfrontation mit dem »Du« drücke, den Sorgen, Problemen, den Menschen, die durch mich in Schwierigkeiten geraten, denn die Nieren sind gleichzeitig unser »Partnerorgan«.
- daß ich durch den Alkohol in einen anderen Bewußtseinszustand komme, in dem ich durch kein »Maß« mehr behindert werde, in dem ich »maßlos« sein kann.
- daß ich das Leben angenehmer haben will, anstatt es aktiv angenehmer zu gestalten.

Was zu tun ist

Überprüfen Sie, bei welchen Gelegenheiten Sie trinken oder in welchen Situationen. Dieser wichtige Hinweis zeigt, welchen Situationen man ausweichen möchte, was

A

man nicht sehen will. Erkennen Sie, »Ich brauche keine Hilfe von außen. Ich kann und soll den Halt in mir selbst finden. Ich bin gut genug und bin mir selbst genug. Wenn ich ›ich selbst‹ bin, bin ich erfüllt, finde ich den Frieden in mir.«

Erkennen Sie, daß es keine unlösbaren Probleme gibt, denn jede Aufgabe des Lebens ist ein »Maßanzug«, abgestimmt auf unsere Fähigkeiten, sie zu lösen.

Wer den Sinn des Lebens erkennt und erfüllt, ist erfüllt. Wer nach seinem wahren Ich sucht und »Selbst-bewußt« lebt, braucht nicht mehr mit Hilfe des Alkohols aus der Gegenwart flüchten, kann anfangen zu leben, anstatt langsam zu sterben.

A

Allergie

Allergische Erkrankungen beruhen auf einer Überempfindlichkeit und einer starken Abwehrreaktion des Körpers auf bestimmte für anderen Menschen harmlose Stoffe. Allergie ist also eine Überreaktion des Körpers auf Angriffe von außen, die keine wirklichen Angriffe sind. Eine Allergie ist somit ein Zeichen hoher Aggression und übersteigerter Abwehr. Diese starke Aggression wird jedoch meist nicht erkannt und daher auch nicht ausgelebt. Selbst wenn die Aggression im Einzelfall gelebt wird, handelt es sich doch oft um einen verdrängten Aspekt, der nicht erkannt wird. Die verdrängte Angriffslust tobt sich nun ungehindert im Körper aus.

Betrachtet man die bevorzugten Allergien, findet sich sehr schnell der Schlüssel zu dem, was da so angstvoll abgewehrt wird.

Heuschnupfen

Hierbei handelt es sich um eine Allergie gegen Blütenpollen, die ein Symbol für Befruchtung und Fortpflanzung darstellen. Der Heuschnupfen zeigt eine, meist unbewußte, Abwehr im sexuellen Bereich. Die Sexualität oder ein bestimmter Aspekt davon, wird abgelehnt.

Tierhaarallergie

Die Tierhaarallergie im allgemeinen ist ein Zeichen für die Ablehnung des Animalischen im Menschen. Das Triebhafte wird als schmutzig empfunden und daher abgelehnt, obwohl oft gleichzeitig ein starkes Verlangen danach besteht.

Katzenhaar-Allergie

Bei dieser speziellen Form der Tierhaarallergie wird ein Problem mit der weiblichen Sexualität deutlich, dem Sich-Anschmiegen, Nachgeben und Sich-Öffnen.

Hundehaar-Allergie

A

Diese Form der Tierhaarallergie zeigt eine Ablehnung der männlich aggressiven Form der Sexualität, der Direktheit oder Forderung des sexuellen Kontakts.

Pferdehaar-Allergie

Das Triebhafte an sich wird abgelehnt. Hierdurch wird die Angst und die Abwehr der eigenen Körperlichkeit sichtbar.

Hausstaub-Allergie

Bei dieser Form der Allergie werden bestimmte Bereiche des Lebens als unrein empfunden und abgelehnt. Den inneren Maßstab bestimmt ein hohes Ideal, das aber in dieser Welt nicht zu verwirklichen ist.

Indirekt findet die Aggression der Allergikers Ausdruck darin, daß seine Umwelt gezwungen wird, ganz bestimmte Situationen oder Umstände, die eine Allergie auslösen könnten, zu meiden. Mit seiner Empfindlichkeit tyrannisiert der Allergiker (unbewußt) seine Umwelt. Oft genügt schon ein Bild des Allergens, um einen Anfall auszulösen. Es ist also gar nicht das Allergen selbst, sondern die Idee, die dahinter steckt oder die damit verbunden wird, die für eine Allergie verantwortlich ist.

Die Statistik zeigt, daß besonders Jugendliche und davon vor allem die 16- bis 17jährigen von allergischen Reaktionen betroffen sind. Dies wird verständlich durch die Tatsache, daß sich der Jugendliche in diesem Alter verstärkt mit seiner immer drängender werdenden Sexualität auseinandersetzen muß. Das Bewußtsein wird bei einer Allergie von einer unbewußten Angst beherrscht, so daß die entsprechenden Bereiche im Außen symbolisch und stellvertretend als Allergen vom Körper abgewehrt werden. Das Ich kapselt sich ab und möchte mit bestimmten Dingen oder Situationen nicht konfrontiert werden. Diese geistige Abwehr verlagert sich auf die Projektionsfläche Körper und wird auf diese Weise sichtbar.

Der Allergiker kämpft unbewußt gegen bestimmte Teilbereiche des Lebens an, doch da die Aggression im geistigen Bereich bereits verdrängt wurde, wird der Kampf symbolisch auf die körperliche Ebene verlagert, die Aggression wird hier ausgelebt. Aggressionen sind immer eng mit Ängsten verbunden. Man kämpft nur gegen das, wovor man Angst hat, und das bevorzugte Allergen zeigt dementsprechend genau, welche Lebensbereiche dem Allergiker solche Angst einjagen, daß er sie so leidenschaftlich bekämpft.

Daß eine Allergie die Folge einer geistigen Einstellung ist, zeigt auch die Tatsache, daß in der Narkose keine allergischen Reaktionen möglich sind. Die allergische Reaktion kommt also offensichtlich aus dem Bewußtsein, der körperliche Auslöser spielt dabei nur eine untergeordnete Rolle.

Der medizinische Weg der »Desensibilisierung« ist von der Idee her richtig, nur sollte diese nicht allein auf der körperlichen Ebene angewandt werden, sondern vor allem auf der geistig-seelischen Ebene, wenn man an einer wirklichen Heilung interessiert ist. Nur eine ehrliche Auseinandersetzung mit den gemiedenen und abgelehnten Lebensbereichen und ein harmonisches Integrieren in das eigene Leben schaffen die Voraussetzungen für die wirkliche Heilung.

Der Allergiker hat eigentlich Angst vor dem Leben, und so lehnt er ab, was von drängender Lebendigkeit ist: Sexualität, Liebe und Aggressionen, ja sogar den Hausstaub, also die niedere Materie. Sein Ideal ist das Reine, Hohe, Edle. Er erkennt nicht, daß dies einseitig und unwirklich ist. Er möchte am liebsten das Leben von Trieben und Aggressionen befreien und in einer keimfreien Atmosphäre leben. Er sucht ein Leben, das kaum noch den Namen »Leben« verdient.

A

Fassen wir zusammen

Die Allergie zeigt:

- daß ich mit einem Teilbereich des Lebens nicht in Berührung kommen will, daß ich etwas nicht konfrontieren will.
- daß ich etwas innerlich ablehne und mich deshalb abwende.
- daß ich gegen etwas bin, weil es mit meinem Vorstellungen kollidiert.
- daß ich glaube, nicht so sein zu sollen oder zu dürfen, wie ich es bin.
- daß ich einen Teil meiner Persönlichkeit ablehne.
- daß ich anders sein möchte, als ich es bin, besser, reiner, das aber ist nur mein eigenes Urteil.
- daß ich nicht offen bin für Veränderungen.
- daß ich nur eine geringe Bereitschaft habe, Neues zuzulassen.
- daß ich mich gegen etwas wehre, mich abkapsele, mich isoliere.
- daß meine falsche Einstellung zur Wirklichkeit des Lebens der Auslöser für meine Allergie ist: eine Überreaktion des Körpers auf Angriffe, die in Wirklichkeit keine sind.

Was zu tun ist

Allergien sind eine Aufforderung des Lebens an uns, uns zu öffnen, zum ganzen Leben ja zu sagen, auch zu scheinbaren Unvollkommenheiten. Sie sind die Herausforderung, das Leben zu leben und nicht die Vorstellung vom Leben. Nicht ein Ideal leben zu wollen, sondern das, was in uns ist, unsere eigene Wirklichkeit zuzulassen.

Das Leben ist so, wie es ist, weil es so sein muß. Auch jeder Mensch ist so, wie er ist, nicht wie er glaubt sein zu müssen. Akzeptieren Sie die Wirklichkeit des Lebens,

A lösen Sie Ihr überzogenes Wertesystem auf, und hören Sie auf, die Dinge ständig zu bewerten. Nehmen Sie sie so, wie sie nun einmal sind.

Alles ist gut, wie es ist, denn alles kann als Erfahrung dienen und nützen, auch schmerzhafte und unangenehme Erlebnisse. Erkennen Sie auch verborgene Aggressionen an, und stehen Sie dazu. Finden Sie eine liebevolle Form, sie auszudrücken und auszuleben. Machen Sie sich die Angst, die ja nur eine Enge des Bewußtseins ist, bewußt. Fragen Sie sich: »Was macht mir Angst und warum? Was befürchte ich eigentlich?«

Lernen Sie, nicht mehr zu bewerten und zu beurteilen. Sie brauchen sich kein Bild mehr zu machen. Nehmen Sie statt dessen die Wirklichkeit an, so wie sie ist, lassen Sie sie zu, leben Sie sie. Sagen Sie sich immer wieder »Ich lerne immer besser, alles zu lieben und nichts mehr auszuschließen, auch das scheinbar Schlechte, Unvollkommene und Böse. Ich akzeptiere auch das Animalische als Teil des Menschseins, entdecke und lebe es.« Handeln Sie danach!

Indem man das Leben zuläßt, wie es ist, und nicht mehr Teilbereiche ausschließt, erfährt man eine ganz neue Lebendigkeit. Leben heißt auch, die Welt in sich hineinzulassen, die Vollkommenheit des Unvollkommenen zu erkennen. Indem man immer mehr die Einheit allen Seins erkennt, gibt es nichts Fremdes mehr, dann sind auch Fremde Freunde, die man nur noch nicht kennengelernt hat.

Altersbeschwerden (allgemein)

A

Altersbeschwerden weisen auf ungelöste Probleme und Lebensaufgaben hin. Das Symptom zeigt, um welche Aufgaben es sich dabei handelt. Krankheit muß also auch im Alter nicht sein, wenn man seine Lektionen im Laufe des Lebens lernt. Eine besondere Aufgabe des Alters ist es, loszulassen. Gemeint sind Ärger, Ängste, Enttäuschungen, Kränkungen, die eigene Vergangenheit, den Eigenwillen und unnütze Erwartungen. Wer das Alter so erlebt, wird mit zunehmendem Alter immer freier und leichter und kann so auch letztlich das Leben selbst ganz leicht loslassen, um ins Körperlose zurückzukehren.

Bis dahin aber sollte man die Chance des Alters nutzen: frei zu sein von beruflichen Verpflichtungen und von materiellen Zielen, frei zu sein von körperlichen Wünschen und der Meinung der Umwelt. Mit einem Wort, frei zu sein vom Außen für das Innen, für sich selbst. Im Alter hat man Zeit, sein Inneres aktiv zu erleben, kann seine Eigenschaften zum Charakter formen und das Wissen zur Weisheit werden lassen. Man kann bewußt die letzten Lektionen annehmen, die letzten Aufgaben erfüllen, die das Leben einem stellt. In dem Maße, wie der Körper außen vielleicht nicht mehr so ansehnlich ist, kann man innere Schönheit erwerben, innere Jugendlichkeit und Lebendigkeit, die frei ist vom Alter.

Die Jahre, die einem bleiben, kann man bewußt durchs Leben gehen. Die individuelle Vergangenheit läßt sich aufarbeiten, der Sinn der Geschehnisse wird deutlich, und wer möchte, kann daraus lernen. Die Freude über das Erreichte läßt sich endlich auskosten, und man hat die Möglichkeit zu tun, was noch zu tun ist für ein erfülltes Leben. Was noch unklar ist, läßt sich bereinigen, man hat noch die Chance zu verzeihen, wo noch nicht verziehen wurde und loszulassen, woran man noch festhält.

So kann man im Alter mehr und mehr über sich selbst

hinauswachsen, kann den Geist beweglich und das Herz jung erhalten und schließlich den Körper immer mehr durchgeistigen. Man kann Vorbild sein für andere und für sich selbst und sein eigenes Leben zum Kunstwerk erheben. Schließlich kann man Chance sein für seine Kinder und Enkel und anderen »Alten« helfen, das Alter als Chance zu erkennen und zu nutzen.

Das Leben wird endlich dankbar als Geschenk angenommen und jede Minute bewußt genossen. Wer sucht, der entdeckt den »Jungbrunnen Bewußtsein«, erlebt die Verjüngung von innen heraus und letztlich seine »geistige Geburt«. Wer bewußt erkennt, wer er wirklich ist und sein wahres Ich lebt, kann, wenn es so weit ist, so ruhig und gelassen, wie er durchs Leben gegangen ist, es auch wieder verlassen.

Anämie

Bei Anämie (Blutarmut) fehlt es meistens an Eisen und damit an Festigkeit. So kann die kosmische Energie, die wir einatmen, nicht in körpereigene Energie umgesetzt werden. Dieser Mangel ist ein körperlicher Ausdruck der Weigerung, unseren Anteil an Aktivität zu leisten, indem wir nicht einmal unseren Anteil an Energie annehmen. Anämie ist eine besondere Form der »Ich-Schwäche«, die zu Lustlosigkeit und Schwäche führt. Auch hier führt die Heilung über die Aktivierung der Kräfte. Wir müssen uns straff führen lernen und von uns verlangen, das »Notwendige« zu tun.

A

Angst

Angst ist mit dem Leben vieler Menschen sehr eng verbunden. Das Wort »Angst« kommt aus dem Lateinischen »angustus« und bedeutet »eng«. Wenn wir die Dinge zu eng, aus einem begrenzten Bewußtsein heraus sehen, bekommen wir Angst. Es fällt dann schwer, gewisse Eindrücke und Erfahrungen zu verarbeiten und richtig einzuordnen. Gerät man in eine Situation, in der dieser Teil des Seins berührt wird, »weckt« man gewissermaßen die Angst in sich.

Angst hat viele Gesichter. Wir haben Angst vor Schwierigkeiten, vor Katastrophen, Unfällen, dem Zusammenbruch unserer Wirtschaft oder einem Verlust, haben Angst, einen geliebten Menschen oder gar das Leben zu verlieren. Angst ist für viele zu einem ständigen Begleiter geworden, und sie können sich ein Leben ohne Angst kaum mehr vorstellen.

Die am häufigsten genannten Ursachen für Angst sind: Versagen, Sinnlosigkeit, Ablehnung, Krieg und Einsamkeit. Das aber sind bestenfalls die Auslöser für die Angst. Die eigentliche Ursache liegt stets in der eigenen Persönlichkeit, in der Enge des Denkens der fehlenden Rückbindung an den Urgrund des Seins verborgen. Sobald man sein Bewußtsein um diesen Bereich erweitert, verschwindet die Angst. Ein erster Schritt kann sein, zu erkennen »Ich *habe* Angst, aber ich *bin* nicht die Angst.«

Angst ist eine starke Kraft. Durch diese Kraft verwirklicht der Ängstliche gerade das, was er befürchtet. Über ein Brett zu gehen, das am Boden liegt, ist einfach. Über das gleiche Brett zu gehen in der Höhe wird dadurch schwierig, daß man Angst hat zu fallen. Nur durch diese Angst wird man vermutlich auch fallen – man nennt das eine sich selbsterfüllende Prophezeihung.

Angst hat Vorteile:

A

1. Die Angst ermöglicht oder erleichtert eine schnelle Reaktion, wo diese erforderlich wird.
2. Angst verhindert oder vermindert die Möglichkeit einer Verletzung des Körpers, indem sie einen veranlaßt, sich aus der vermuteten oder eingebildeten Gefahr zu begeben. Angst ist daher das Gegenteil von Schwäche.

Angst hat aber auch Nachteile:

1. Angst ist ein ausgesprochen unangenehmes Gefühl.
2. Die Folgen von Angst sind nicht nur für den Körper sehr schädlich:
   - Die geistigen Fähigkeiten werden behindert.
   - Die Verdauung funktioniert mangelhaft.
   - Das Herz wird strapaziert.
   - Angst kann zu hohen Blutzucker- und Blutfettwerten führen.
   - Die Blutgefäße werden geschädigt.
   - Freude wird nicht mehr empfunden.
3. Angst ist ein schlechter Ratgeber, besonders, wenn sie der einzige Ratgeber ist. Durch Angst leben wir am Sinn unseres Lebens vorbei.

Es gibt Menschen, die eine gezielte Gegenreaktion einsetzen, etwa Fallschirmspringer, Großwildjäger, aber auch Akrobaten und Schauspieler. Sie alle begeben sich immer wieder geistig in die angstauslösende Situation, stellen sie sich so lebendig vor, bis die Angst einsetzt. Sie stellen sich der Angst und gehen gewissermaßen durch sie hindurch. Wenn sie schließlich wirklich in eine gefährliche oder beängstigende Situation geraten, sind sie gefaßt und können schnell und richtig reagieren. Dabei ist es hilfreich, den Vorstellungen von der angsterregenden Situation stets ein positives Ende zu verleihen, im Geiste zu »erleben«, daß es letztlich doch immer gutgeht.

Eine Sonderform der Angst sind Phobien (von griechisch »phobos« = die Furcht). Es handelt sich hierbei um zwanghaft auftretende Angstgefühle, die den Betroffenen zu bestimmten Abwehrmechanismen zwingen. Eine Phobie ist die objektiv unbegründete Angst vor einer angenommenen, bestimmten Gefahr, etwa: Agoraphobie – die Angst vor großen Räumen, weiten Plätzen. Klaustrophobie – die Angst vor geschlossenen Räumen wie Fahrstühlen, Flugzeugen oder Toiletten. Bakterienphobie – die Angst, sich durch Berührung anzustecken. Tierphobie – die panische Angst vor Mäusen oder anderen Tieren. Phobophobie – die Angst, Angst zu bekommen.

Diese Phobien sind in den meisten Fällen auf unverarbeitete Erlebnisse zurückzuführen. Die Art der Phobie weist auf die Art des Erlebnisses hin. Hier kann nur ein Wiedererleben und Aufarbeiten der angstauslösenden Situation wirklich helfen. Das kann zum Beispiel durch eine Rückführung geschehen.

Die wohl am weitesten verbreitete Angst ist die Angst vor dem Tod. Wer Angst vor dem Tod hat, der hat eigentlich Angst vor dem Leben. Wer sein Leben voll und ganz annehmen und bejahen kann, der hat auch keine Angst vor dem Tod, der ja in Wirklichkeit die »Krönung des Lebens« ist, der krönende Abschluß eines jeden Lebens. Todesangst ist nur das Ergebnis eines nicht erfüllten Lebens. Leben ist nichts anderes, als die Suche nach dem Unendlichen, dem Absoluten, der »Einen Kraft«, die hinter allem steht.

Es gibt also keinen Grund, den Tod zu fürchten. Unsere Sorge sollte vielmehr dem Leben gelten, damit man wirklich lebendig ist, solange man lebt. Angst in jeder Form ist das wohl stärkste Hindernis unserer Entwicklung, denn sie hindert uns, das zu werden, was wir sein könnten.

Erkennen Sie, daß Ihnen nur das geschehen kann, was Sie verursacht haben. Dem kann man ohnehin nicht entfliehen, aber es ist möglich, es jederzeit zu ändern.

Läuft man weg, ist die Angst beim nächsten Mal stärker. Besiegt man die Angst diesmal, ist sie beim nächsten Mal schwächer geworden. Wer bereit ist anzuschauen, was er fürchtet, löst die Angst dadurch auf.

A

Fassen wir zusammen

Angst zeigt:

- daß ich blockiert bin, eng bin im Bewußtsein durch eine ungelöste Erfahrung, ein nicht gelöstes Problem oder eine starre Form, die ich glaube, erfüllen zu müssen.
- daß da noch ein »blinder« Fleck in meinem Bewußtsein ist.
- daß ich zu wenig »Selbst-Sicherheit« habe, zu wenig »Selbst-Vertrauen«. Durch die Angst wird mein Bewußtsein noch enger.
- einen Hilfeschrei der Seele, weil ich mich einenge, zumache vor etwas mir Unangenehmem, was aber notwendig ist.
- daß ich eigentlich weit sein möchte, ja sagen will zum Leben. Angst ist ein ganz normales Gefühl wie Hunger und Kälte – nicht angenehm, aber eine Aufforderung, das Notwendige zu tun, damit die Angst verschwindet.
- daß ich aufgefordert bin, die Angst als ganz normale Information, als ganz normales Gefühl und als Aufforderung zu erkennen und anzunehmen. Indem ich sie annehme, verhindere ich, daß sie noch größer wird. Indem ich meine Angst anschaue, werde ich mit meiner Schattenseite konfrontiert, mit etwas, das ich ablehne, nicht sehen will. Also frage ich mich: »Was will ich denn nicht sehen? Was lehne ich ab?« Angst ist ein Spiegel. Ich habe Angst vor dem, was ich in mir nicht zulassen will, aber zulassen sollte, denn es will mir nur helfen, mehr »Ich selbst« zu sein oder zu werden.

A

- daß ich befürchte, was ich selbst anderen nicht antun möchte. Angst ist ein Symptom, das mich auffordert, mich mit dieser Energie zu befassen, einer Energie, die mich zur Wirklichkeit meines Seins führen will. Deshalb zieht Angst das an, was ich befürchte, damit ich mich mit meinen Befürchtungen befasse. Angst stellt mich immer wieder vor die ungelöste Situation, bis ich das Richtige tue. Angst zeigt mir, wo ich mich einenge, mich zwinge, etwas zu sein, das ich nicht bin.
- Jede Phobie weist auch genau auf das Gebiet hin, mit dem ich mich befassen muß. Habe ich Angst in engen Räumen, dann schließt die Angst die Aufforderung ein, die Enge in meinem Inneren zu beseitigen, weit zu werden. Habe ich Angst vor der Weite, dann steckt darin die Aufforderung, die Weite in meinem Bewußtsein zuzulassen, innen weit zu werden. Ich habe nur Angst, solange ich sie in mir nicht verwirklicht habe. Angst ist immer nur der »Zeigefinger« des Lebens, nicht das Gezeigte.

Was zu tun ist

Hinter jeder Angst steckt eine Ursache, die erkannt und beseitigt werden will. Ist die Ursache beseitigt, verschwindet die Angst von selbst, weil sie nicht mehr gebraucht wird. Jede Angst hat mit der Befürchtung zu tun, etwas Angenehmes zu verlieren. Sie zwingt dazu, etwas Unangenehmes zuzulassen, weil es zum Leben gehört. Sie fordert auf, das ganze Leben zuzulassen, nichts mehr auszuschließen, zu erkennen, alles ist gut, denn letztlich dient es der Entwicklung der eigenen Persönlichkeit. Also braucht man nichts begehren, nichts zurückweisen.

Die Angst ist eine Aufforderung, nicht mehr auszuweichen, sondern das Leben in seiner ganzen Fülle zuzulassen, das Positive im Unangenehmen zu erkennen, nicht nur das Angenehme haben zu wollen, sondern das Rich-

A

tige. Angst ist immer auch eine Aufforderung, mehr »Ich selbst« zu sein.

In der Angst ist man hochbewußt und sehr sensibel. Man sollte dieses erhöhte Bewußtsein nicht mehr auf das richten, was man befürchtet, sondern es nutzen, um immer mehr zu seinem »wahren Ich« zu finden. Das bedeutet, achtsam zu sein und wirklich im Hier und Jetzt zu leben. Dadurch erweitert man sein Bewußtsein und beseitigt die Enge, die angst gemacht hat. Wer Angst vor dem Tod hat, lebt nicht wirklich. Wirklich zu leben heißt, in jedem Augenblick zu sterben und neu geboren zu werden, wirklich man selbst zu sein. Die Angst vor dem Tod zeigt, daß man Angst hat zu sterben, bevor man gelebt hat.

Man muß nicht gegen die Angst kämpfen, braucht sie nicht zu besiegen, denn sie ist nur ein Signal, das verschwindet, sobald man das Richtige getan hat.

Die klassische Angst-Therapie befaßt sich mit der Angst und zeigt Schritte, wie sie aufzulösen ist. Hier die vier wichtigsten Schritte zur Reduzierung von Angst.

1. Schritt:

Ich stelle mir vor, daß ein anderer sich in der befürchteten Situation befindet. Ich kann das ruhig tun, weil es ja nur eine Vorstellung ist und keine Wirklichkeit. Außerdem betrifft es ja nicht mich, sondern eine andere Person. Ich lasse diesen anderen also in der vorgestellten Situation immer wieder meine Angst erleben, bis mich diese Angst des anderen nicht mehr berührt.

2. Schritt:

Ich stelle mir vor, daß ich immer wieder eine solche Situation erlebe und kann das beruhigt tun, weil es ja keine Wirklichkeit, sondern nur eine Vorstellung ist. Ich erlebe also in der Vorstellung immer wieder unangenehme Situationen und meine Angst, bis ich bei der

A

Vorstellung keine Ängste mehr empfinde. Dann erst bin ich bereit für den dritten Schritt.

3. Schritt:

Ich begebe mich in die Nähe der befürchteten Situation. Habe ich zum Beispiel Angst vor dem Fahrstuhlfahren, dann gehe ich in ein Kaufhaus, stelle mich in die Nähe des Liftes und schaue zu, wie andere damit fahren. Ich gehe von Tag zu Tag näher an meine Angst heran, aber so allmählich, daß ich in keinem Augenblick wirklich Angst bekomme. Irgendwann ist der Fahrstuhl einmal leer, und ich kann einen Augenblick hineingehen (natürlich ohne zu fahren). Bevor Angst aufkommen kann, bin ich auch schon wieder draußen. Nach einiger Zeit habe ich den Mut, einmal die Tür zu schließen, gleich wieder zu öffnen und rauszugehen, bevor Angst aufkommen kann. Wenn mir das eines Tages nichts mehr ausmacht, bin ich bereit für den letzten Schritt.

4. Schritt:

Ich fahre mit dem Fahrstuhl eine Etage hoch und steige aus, bevor ein Gefühl der Angst aufkommen kann. Mit zunehmender Gewöhnung fahre ich länger und höher, sogar rauf und runter hintereinander. Ich habe meine Angst besiegt oder besser: aufgelöst.

Angst beinhaltet aber nicht die Aufforderung, die Angst aufzulösen, sondern sie verlangt, die Ursache hinter der Angst zu beseitigen. Hilfreicher sind daher die folgenden Schritte, wenn man bereit ist, wirklich die Ursache der Angst zu erkennen und aufzulösen.

1. Schritt:

Ich gehe mit der Vorstellung oder in der Realität in eine angstauslösende Situation und lasse mich ganz in die Angst fallen. Ich konfrontiere mich mit meiner Angst, gehe durch sie »hindurch« und erkenne, welche Energie als Ursache hinter ihr steht, was mir meine Angst eigentlich zeigen will.

A

2. Schritt:

Habe ich die eigentliche Ursache meiner Angst erkannt, frage ich mich: »Zu welchem Schritt fordert mich diese Angst auf? Was ist zu ändern? Inwiefern bin ich nicht ich selbst, und was ist zu tun, um mehr oder ganz ich selbst zu werden? Bin ich bereit, diesen notwendigen Schritt *jetzt* zu tun?« Bin ich dazu bereit, dann mache ich diesen Schritt jetzt und erlebe, wie meine Angst verschwindet, weil sie nicht mehr als Signal oder Symptom gebraucht wird. Erst dann ist die Angst wirklich mit der Wurzel, der Ursache beseitigt, und sie kommt nie mehr wieder.

Die Angst hat einem dann geholfen, den Sinn des Lebens zu erfüllen, nämlich sein Bewußtsein zu erweitern, frei zu werden von Vorstellungen und Einbildungen und ganz im Hier und Jetzt zu leben. Im Hier und Jetzt gibt es keine Angst – ich bin endlich frei!

Arthritis

Bei Arthritis oder Gelenkrheumatismus herrscht im körperlichen Bereich Steifheit und Bewegungsunfähigkeit. Dies zeigt, daß der an Arthritis Erkrankte auch geistig-seelisch »bewegungsunfähig«, also starr oder starrsinnig geworden ist. Besonders bei älteren Menschen findet sich Arthritis recht häufig. So wie ältere Menschen sich oft nicht mehr von einer festgefahrenen Meinung lösen können, so wirken sie auch körperlich festgefahren und starr. Dementsprechend tritt Arthritis oft parallel zu einem harten Verhalten der Umwelt gegenüber auf. In gleichem Maße wie Arthritis körperlich auf Wärme reagiert, reagiert sie geistig-seelisch auf »wahre innere Wärme« und geistige Zuwendung. Auf diese Weise kann allmählich die psychische Erstarrung gelöst, das starre Denken befreit werden. Die engen Normen und begrenzenden Vorstellungen verschwinden, und allmählich wird auch der Körper wieder frei und flexibel.

Fassen wir zusammen

Arthritis macht mir schmerzhaft bewußt, daß ich das Leben nicht frei zu einem anderen Teil fließen lasse.

Dieser Teil kann ein Mensch sein, eine bestimmte Situation, der Beruf, ein ungelöstes Problem, ein Aspekt von mir, mein Leben ganz allgemein oder etwas, von dem ich das Gefühl habe, es ist »gegen mich«, und solange ich diese »Vorstellung« habe, kann ich damit nicht in Harmonie sein, lasse ich dort das Leben nicht frei fließen, beginne ich zu erstarren.

Ich bin also mit einem Teil meines Lebens nicht einverstanden, möchte es anders haben, so wie ich es will. Also muß ich mich fragen:

»Was möchte ich eigentlich haben? Was stört mich an meinem Leben? Was schränkt mich ein? Was läßt mich nicht so sein, wie ich eigentlich sein möchte? Was tut mir weh?«

A

Das alles sind nur »Auslöser«, die mir zeigen, inwiefern ich mit mir nicht in Harmonie bin, welcher Teil von mir nicht frei ist.

Außerdem zeigen sie mir, inwiefern

- ich mir selbst weh tue;
- ich mich einschränke;
- ich wie in einem »Korsett« lebe;
- ich glaube, so oder so sein zu müssen;
- ich glaube; starre Formen erfüllen zu müssen;
- ich glaube, nicht anders sein zu können;
- ich einen falschen oder zu hohen Maßstab habe;
- ich mich an etwas festhalten, nach etwas richten möchte.

Arthritis zeigt mir, daß ich versuche, nach irgendwelchen Vorstellungen oder Idealen zu leben, anstatt in der Wirklichkeit. Sie beweist, daß ich in meinen Ansichten, Meinungen und Ideen festgefahren bin. Ich glaube zu wissen, wie das Leben ist, anstatt hinzuschauen und zu sehen, *wie es wirklich ist.*

Eigentlich handelt es sich bei Arthritis um die Folgen meiner »Eigenwilligkeit«, meiner Unfähigkeit, mich dem Leben wirklich hinzugeben, beweglich und flexibel zu sein.

Was zu tun ist

Der Arthritis-Kranke muß lernen, sich wieder zu öffnen, sich wieder von neuen und eventuell ungewohnten Dingen »bewegen« zu lassen, um so auch im Außen wieder flexibler und beweglicher zu werden.

Er muß erkennen, daß er eigentlich nicht gelebt hat, sondern Dogmen ausgebaut und danach gelebt hat. Wenn er aber erkennt, daß es nie zu spät ist, den notwendigen

A

Schritt zu tun, und man nur etwas Mut braucht, hat er eine reelle Chance auf Verbesserung. Arthritis beinhaltet die Aufforderung, aus der Mitte, der Sicherheit der »Inneren Weisheit« zu leben, nicht mehr den anderen ändern zu wollen, sondern sich selbst.

Dem Kranken fehlt die Wärme, weil er es versäumt hat, zu leben und zu lieben. Wahre Liebe kann in Dogmen, Bildern und Vorstellungen nicht existieren, sondern nur im lebendigen »Hier und Jetzt«. Der Arthritis-Kranke muß verstehen, daß Vorstellungen ihn von der Wirklichkeit trennen. Er hat sich selbst seiner Freiheit beraubt, und nur er kann sie sich zurückgeben und wieder er selbst sein. Man kann lernen, wieder toleranter zu werden, auch mit sich selbst, er kann sich wieder öffnen und vom Leben bewegen lassen, kann erkennen »Ich habe die Pflicht, so zu sein, wie ich jetzt bin und kann es genießen, vom Leben bewegt zu werden, und meine Gefühle zuzulassen.«

Wer sich öffnet, braucht schließlich nicht mehr von einer Krankheit zur Ruhe gezwungen zu werden.

Arthrose

A

Bei der Arthrose handelt es sich um eine Abnutzung der Gelenke, die durch ein Mißverhältnis zwischen Belastung, Beschaffenheit und Leistungsfähigkeit der einzelnen Gelenke hervorgerufen wird. Sie ist sehr verbreitet und tritt im Alter bei fast allen Menschen, zumindest in leichter Form, auf. Folgende Ursachen können zur Arthrose führen:

- angeborene Knorpelschwäche,
- Fehlbelastung der Gelenke durch X- oder O-Beine,
- schlecht verheilte Brüche,
- Überbelastung der Gelenke durch Fettleibigkeit,
- sportliche Überbeanspruchung,
- auch hormonelle Einflüsse sind möglich. (So sind Frauen jenseits der Wechseljahre besonders häufig von Arthrose durch hormonelle Veränderungen betroffen.)

Die arthrotischen Veränderungen beginnen bei der Knorpelsubstanz. Zuerst verliert der Knorpel seine Elastizität, wird spröde und löst sich schließlich auf. Danach wird auch der Knochen in Mitleidenschaft gezogen.

Die ersten Anzeichen der Arthrose sind Spannungsgefühle, Steifigkeit und Schmerzen, die nach körperlicher Betätigung stärker werden. Mitunter ist auch ein bewegungsabhängiges Knacken oder Knirschen in den betroffenen Gelenken zu hören. Im fortgeschrittenen Stadium kommt es dann immer mehr zu Bewegungseinschränkungen.

Fassen wir zusammen

Arthrose zeigt mir:

- daß ich mich bereits so sehr verändert habe, daß es mein eigenes Sein bereits verformt hat, ich habe eine

A

andere Form angenommen. Das Leben kann den eigentlichen Weg nicht mehr schmerzlos gehen.
- daß ich mich selbst nicht mehr zulasse, mein eigenes Sein bereits deformiert habe. Es kommt zu einer Überforderung durch ein falsches Verhalten mir selbst gegenüber. Die Deformation zeigt mir, daß ich eine falsche Form des Daseins erfülle. Warum tue ich das? Warum will ich besonders viel leisten? – Weil ich mir in der derzeitigen Form nicht gut genug bin, ich will in eine bessere Form kommen, will gewinnen, siegen, weil ich mich als Verlierer sehe. Denn tief innen weiß ich, daß ich an mir selbst vorbeilebe.
- daß ich stark abgewichen bin von mir selbst, und so nehme ich innen wie auch außen eine unnatürliche Daseinsform an. Ich störe mich nicht nur, ich habe mich bereits verändert.

Was zu tun ist

Ich muß mich fragen: »Was belastet mich denn wirklich? Warum verhalte ich mich nicht mir selbst entsprechend?« Ich kann Arthrose aber auch bekommen, wenn ich das Richtige unterlasse und nicht tue.

Ich muß erkennen, daß X- oder O-Beine ein Zeichen einer Fehlhaltung sind. Also muß ich mich fragen: »Wo gehe ich nicht meinen Weg? Inwiefern verbiege ich mich selbst? Wo bin ich nicht gerichtet?« Ein schlecht verheilter Bruch zeigt mir, daß ich mit mir gebrochen habe, nicht eins bin, und daß er immer noch nicht in Ordnung ist – noch nicht »heil« ist. Die Aufforderung lautet, eins zu werden mit mir selbst.

Bei Arthrose durch Fettleibigkeit muß ich mich fragen: »Warum bin ich zu schwer oder zu schwerfällig? Warum schleppe ich so viel Falsches mit mir herum? Warum lebe ich nicht meiner ›inneren Form‹ entsprechend, so wie ich eigentlich bin?«

Bei Arthrose in den Wechseljahren muß ich mich fragen: »Bin ich wirklich selbständig und ›erwachsen‹ geworden oder nur alt? Was verlangt das Leben, nachdem ich Frau und Mutter war, jetzt von mir? Was ist zu tun, um wirklich meinem inneren Sein entsprechend zu leben?« A

Es ist die gleiche Aufforderung, wie bei der Arthritis, nur ist sie bei Arthrose verstärkt, weil man schon eine falsche Form angenommen hat. Die Aufforderung lautet, endlich »man selbst« zu sein, Zugang zum wahren Selbst zu finden und »wesentlicher« zu werden.

Asthma

Asthma bedeutet griechisch »Engbrüstigkeit«. Bei dieser Krankheit liegt eine Verengung der Bronchien und Bronchiolen vor, die durch einen Krampf der glatten Muskulatur einen entzündlichen Reiz der Atemwege und eine Schwellung und Sekretion der Schleimhaut verursachen kann.

Eine ärztliche Behandlung kann die Symptome mildern. Dies geschieht durch Medikamente, die die Bronchialkrämpfe lindern, aber alle Medikamente, so hilfreich sie auch sein mögen, behandeln immer nur das Symptom, nicht die Ursache.

Ein Asthmaanfall wird als lebensbedrohender Erstikkungsanfall erlebt, dabei ist, und das ist das Wichtigste, die Ausatmung gedrosselt.

Asthma ist eine Abwehr des Kontaktes. Mit dem ersten Atemzug treten wir in Kontakt mit dieser Welt und mit dem letzten Atemzug atmen wir das Leben aus. Leben ist ein ständiges Geben und Nehmen. Wir leben in der Dualität: Einatmen – Ausatmen, Einschlafen – Aufwachen, Leben – Sterben. Das eine erzwingt das andere. Das Leben erzwingt den Tod, aber der Tod erzwingt neues Leben.

Der Asthmatiker verschiebt die Sexualität nach oben, zum Bewußtsein, bleibt aber auf halbem Weg stecken, in der Brust. Er will Liebe haben, kann sie aber nicht geben.

Probleme mit der Luft haben, heißt immer auch, Probleme mit dem Denken haben, mit Kopflastigkeit, mit einer Abwertung des anderen. Der Asthmatiker liebt das Reine, Klare und meidet das Dunkle, Unsaubere. Im Gebirge, erhoben über die »Niederungen des Seins« fühlt er sich wohl, gesundet er. Ebenso am Meer, wo ihm die Klarheit des mineralischen Lebens guttut.

Die höchste Reinheit liegt für den Asthmatiker in der Sterilität. Das Gegenteil dieser Sterilität ist gleichzeitig eine sehr wirksame Therapieform: die Eigenurinbehandlung. Der Asthmatiker wird hier mit seiner eigenen Unreinheit in Berührung gebracht, er muß sich mit dem konfrontieren, was er ablehnt.

Asthma kann man auch als inneren Ausschlag bezeichnen. Wird nämlich ein Ekzem unterdrückt, verwandelt es sich oft in allergisches Asthma. Die Asthmabehandlung führt dann oft und schnell wieder zum Ekzem, denn Haut und Lunge sind die beiden großen Kontaktorgane des Menschen.

Schon das Wort Asthma, also »Engbrüstigkeit«, gibt uns einen wichtigen Hinweis, denn wo immer Enge auftritt, wie bei der Angina des Halses oder der Angina pectoris, tritt auch Angst auf. Enge und Angst sind nicht voneinander zu trennen.

Angst schnürt uns die Kehle zu, und wenn wir von etwas befreit sind, atmen wir auf. So sollten Sie sich fragen:

1. »Was verschlägt mir den Atem? Wovor habe ich Angst?« Das einzige zuverlässige Mittel gegen Angst (Enge) ist die Ausdehnung des Bewußtseins. Man muß weit werden und hereinlassen, was man bisher gemieden hat. Man muß damit umgehen und es in sein Sein integrieren.
2. »Wo will ich nehmen, ohne zu geben?«
3. »Welche Aggressionen habe ich, vielleicht unbewußt, und welche Möglichkeiten habe ich, sie angemessen zu äußern?«
4. »Was will ich nicht hereinlassen, und wogegen wehre ich mich wirklich?«
5. »Was macht mir Angst, und was befürchte ich eigentlich?«
6. »Womit will ich nicht in Kontakt kommen, welche Berührung meide ich und warum?«

A

Beim genaueren Hinschauen finden wir beim Asthma verschiedene Problemkreise, die man zwar deutlich voneinander unterscheiden kann, die aber in engem Zusammenhang miteinander stehen.

1. Das Problem des Gebens und Nehmens und des Sichabschließen-Wollens: Es besteht eine tiefe Sehnsucht nach Kontakt und wirklicher Zuneigung, die meist durch ängstliche Überbesorgtheit der Mutter hervorgerufen wurde. Sie vermittelte eine Liebe, die einengt, die die eigene Entwicklung behindert. Es kann auch an der Unterdrückung durch die überstarke Autorität oder Nichtbeachtung durch die Mutter liegen. Daß die Beziehung zur Mutter eine Rolle spielt, wird auch dadurch sichtbar, daß Kinder, die längere Zeit in einem Sanatorium bleiben und dadurch von der Mutter getrennt sind, sich meist rasch erholen, sobald sie sich an die neue Umgebung gewöhnt haben.
2. Ein verdrängter Dominanzanspruch, der im Gegensatz zur eigenen Kleinheit steht: Der Kranke erlebt ein Gefühl der Ohnmacht, eine Störung des Passiv-Geschehenlassen-Könnens. Deshalb treten Asthmaanfälle meist in typischen Situationen auf, in denen das Geschehen abgelehnt wird. Dieses empörte Nein zum Geschehen verschlägt dem Kranken den Atem.
3. Eine verdrängte Aggression, bei gleichzeitiger Unfähigkeit oder Angst, die Aggression freizusetzen, um wieder aufatmen zu können: Diese Aggression entsteht aus der Empörung, daß man so etwas erleben, sich so etwas bieten lassen muß.
4. Eine Abwehr des als niedrig empfundenen Lebensbereiches. Das kann die Sexualität sein, das Animalische, Staub oder ähnliches.
5. Psychische Ursachen spielen im Alter eine besondere Rolle, insbesondere die Altersanpassungsschwierigkei-

> ten. Ärger, Angst, Hoffnungslosigkeit, Spannungen, Ablehnung und Zurückweisung können Asthma auslösen, und die Anfälle werden um so heftiger, je mehr diese Gefühle unterdrückt und verschwiegen werden.

Wenn wir einen Krampf erleben, wie es beim Asthma beim Ausatmen der Fall ist, dann ist das immer auch ein Zeichen der Abwehr. Dieser Krampf beim Ausatmen ist also ein »Gegenatmen«. Der Asthmatiker will das, was er hat, behalten, und damit vergiftet er sich selbst, weil er nicht hergeben kann. Gleichzeitig befindet er sich in Abwehrhaltung. Er will nichts Neues hereinlassen. Er schließt sich ab, doch die letzte Form des Sich-Abschließens ist der Tod.

Der Asthmatiker muß lernen, seine Unvollkommenheit, seine Kleinheit zu akzeptieren, sich nicht aufzuplustern. Nach längerer Krankheit kommt es ja zur Erweiterung und Verfestigung des Brustkorbes. Das gibt zwar ein mächtiges Aussehen, aber dahinter steht wegen der mangelnden Elastizität ein ganz geringes Atemvolumen. Hier zeigt der Körper ganz klar in seiner Sprache Anspruch und Kleinheit des Menschen. Statt wirklicher Macht ist es nur ein »Sich-Brüsten«, und das geht bis zur Ohnmacht.

Man möchte sich durch Schreien Luft machen, aber das Schreien bleibt in der Lunge stecken. So kann man nur noch dem anderen »etwas husten«, vor ihm ausspucken – ein Zeichen der Aggression, die sich nicht anders äußern kann.

Fassen wir zusammen

Asthma zeigt:

- daß mir etwas oder jemand zu nahegekommen ist und ich mich dadurch eingeschränkt, beengt fühle, mich nicht voll entfalten kann. Ich habe ein ungestilltes

A

Bedürfnis nach Freiheit, möchte mich äußern und voll entfalten.
- daß ich das Gefühl habe, mich nicht zulassen zu dürfen und vielleicht auch nicht mehr zulassen zu können, mich besonders in meiner Individualität einschränken zu müssen. Dabei habe ich das starke Bedürfnis, mir näher zu kommen.
- daß meine eigenen Vorstellungen, die Erwartungen oder die Moral der Umwelt mich einschränken und mir Grenzen setzen. Ich lebe am Leben vorbei, weil ich an mir selbst vorbeilebe.

Was zu tun ist

Erkennen Sie »Ich habe nicht nur die Freiheit, sondern auch die Pflicht, so zu sein, wie ich bin.« Es ist wichtig, daß der Kranke lernt, sich zu äußern, seine Gefühle zuzulassen, sich zu öffnen, um zu geben und zu empfangen. Ein- und Ausatmen sind gleich wichtig! Nichts im Leben kann wirklich schaden oder zunahekommen. Erst wenn man das Leben annehmen kann, wie es ist, ist man bereit, in der Fülle zu leben.

Ebenso wichtig ist es, loszulassen, was nicht mehr wirklich zu einem gehört. Man muß lernen, sich anzunehmen, so wie man ist und in seinem So-Sein zuzulassen. Das heißt, auch das zuzulassen, was tief im Innern der Psyche verborgen ist, was man am liebsten dort ruhen lassen möchte, keinem zeigen möchte.

Der Kranke ist aufgefordert, den Weg nach innen zu gehen, dann erst kann er in sich ruhen, findet Sicherheit in sich und hat nicht mehr das Bedürfnis, »jemandem etwas zu husten«. Erkennen Sie »Ich kann nicht nur geben oder nur nehmen, kann nicht einatmen, ohne auszuatmen. Nur so ist Ganzheit möglich, sonst fehlt mir ein Teil.«

A

Indem man Liebe gibt, auch sich selbst, wird man geliebt. Besonders für den Asthmatiker gilt »Was man sät, das erntet man.« Es gibt weder Unreines noch Minderwertiges, auch nicht im eigenen Ich, denn alles ist ein Teil des Ganzen.

Es gibt nur Schatten, solange man sie zuläßt, sie nicht durch Bewußtwerdung durchlichtet. Indem man sich seine Ängste ehrlich und schonungslos eingesteht, wird man bald den angstauslösenden Bereich nicht mehr meiden, sondern ihn als einen sinnvollen Teil in sein Leben integrieren. Durch die Erkenntnis, daß auch unangenehme Erfahrungen ihren Nutzen für das persönliche Wachstum haben, löst sich die Angst allmählich. Fragen Sie sich: »Wo lehne ich mich ab?« – »Wie möchte ich nicht mehr sein?« – »Was fürchte ich, das man an mir entdecken könnte?« – »Mit was oder wem möchte ich nichts mehr zu tun haben und warum?«

Ein Symptom ist eine Aufforderung, sich mit allen Aspekten seines Seins zu befassen und sich zuzulassen, so wie man ist. Es gibt nichts, was man ablehnen muß, man braucht nichts zurückzuhalten. Es gibt auch niemanden, der über einem steht, aber auch keinen, der geringer ist als man selbst. Alle sind eins und alles ist gleichberechtigt. Man muß aufhören, sich festzuklammern, den Schein aufgeben, denn nur wer authentisch ist und erkennt, daß er einmalig und einzigartig ist, kann sein Leben frei gestalten.

B Bettnässen

Harnlassen ist der körperliche Ausdruck dafür, daß wir ab und an »Überflüssiges« loswerden müssen, uns vom Harndruck befreien wollen. »Sich vor Angst in die Hose machen« ist ein weiterer Hinweis darauf, daß wir in Situationen der Bedrängnis oder Gefahr auch rein körperlich Druck loswerden möchten und müssen.

Auch das Bettnässen ist ein unbewußtes »Druck-Loslassen«. Es tritt dann auf, wenn der Verstand »schläft«, wenn das Kind die Kontrolle über sein Bewußtsein verloren hat und unbewußte Gefühle und Vorstellungen während des Schlafens in das »Schlafbewußtsein« dringen. Dies geschieht zudem so, daß am nächsten Morgen die Umwelt merkt, was geschehen ist, also den inneren Protest wahrnimmt.

Bettnässen ist der unbewußte Protest gegen falsche Behandlung oder Mißstände in der Umgebung. Oftmals liegt das eigentliche Problem bei den Eltern, nicht beim bettnässenden Kind. Also sollten sich die betroffenen Eltern um Verständnis dafür bemühen, wie das Kind seine Umwelt wahrnimmt und wie es die Dinge des täglichen Lebens bewertet.

Eine andere häufige Situation ist das Bettnässen des Kindes bei Überforderung durch die Eltern, zum Beispiel durch falschen Ehrgeiz. Aber auch Ehestreit oder Unstimmigkeiten in der Erziehung beider Elternteile können diesen »Druckausgleich« bewirken.

Fassen wir zusammen

Das Kind (oder auch der Erwachsene) hat das Gefühl, es würde zu viel von ihm verlangt. Der Betroffene weiß nicht weiter. Tagsüber kann das Kind seinen Druck wegen zu starkem Gegendruck nicht loslassen, kann die Dinge nicht so laufen lassen, wie es eigentlich möchte. Es fühlt, daß es nicht so sein darf, wie es in Wirklichkeit ist. Ihm wird ein Verhaltensmuster aufgezwungen, das ihm nicht entspricht. Man hindert es daran, sich kindgerecht zu verhalten. Nichts läuft so, wie es sich das Kind vorstellt.

Sobald der Verstand den Menschen nicht mehr beeinflußt, löst sich dieser Druck. Ich lasse wie ein Baby die Dinge einfach laufen, habe aufgegeben. Über das Bettnässen sagt das Kind: »Ich bin noch so klein, ich mache noch ins Bett. Ich mache ins Bett, dann müssen sich die Eltern endlich richtig um mich kümmern, müssen sich mit mir befassen. Ich fühle mich zurückgesetzt und vernachlässigt.«

Was zu tun ist

Man sollte aufhören, dem anderen seine Vorstellungen aufzuzwingen. Man sollte von seinem Kind nicht das verlangen, was man selbst gern getan hätte, aber nicht durfte, sondern ihm helfen, es selbst zu werden. Keiner kann an seinem Kind »gut«machen, was an ihm selbst versäumt wurde.

Die Eltern können dem Kind helfen, sein Problem zu lösen, indem sie ihre eigenen Probleme lösen und dadurch beide frei werden von unnatürlichem Druck. Sie müssen also ihren eigenen absoluten Leistungsanspruch auflösen und nicht perfekt sein wollen. Erziehung heißt ja »herausziehen helfen«, was im anderen steckt und nicht, die eigenen Vorstellungen hineinzugeben. So befreit man sein Kind durch Liebe und Verständnis von seinem inneren Druck, und es braucht nicht mehr »über die Blase zu weinen«.

B

Bindegewebsschwäche

Das Bindegewebe verbindet die einzelnen Teile des Organismus und hält ihn zusammen. Es gibt der Haut, dem Kontaktorgan des Menschen, Festigkeit und Halt. Bindegewebe ist das, was »ver-bindet«. Bindegewebsschwäche zeigt einen Mangel an innerem Halt und an innerer Festigkeit. Der Betroffene bekommt schnell »blaue Flecken«, das bedeutet, er ist schnell verletzt, auch wenn der Anstoß nur gering war.

Fassen wir zusammen

Störungen im Bindegewebe zeigen mir, daß ich zu weich, zu nachgiebig bin und mich selbst damit verletze. Die natürliche Spannung zwischen den einzelnen Teilen ist gestört.

Dem Bindegewebe entspricht meine Fähigkeit, einzelne Teile miteinander zu verbinden, es deutet an, wie verbindlich oder nachgiebig ich bin, ob mein inneres Wesen lebendig und geschmeidig ist oder belastet und empfindlich. Wenn ich zu mir selbst eine starke Verbindung habe, habe ich auch einen starken inneren Halt. Eine Bindung zur Außenwelt, die bis zu einem gewissen Grad abhängig macht, ist dann überflüssig. Habe ich mich aber abhängig gemacht, dann bin ich dadurch auch leichter verwundbar, verletzlich, weil die Abhängigkeit nicht mehr der natürlichen Spannung entspricht. Da mir die Verbindung zu mir selbst fehlt, gehe ich oft falsche Verbindungen ein und hole mir so »blaue Flecken« in der Außenwelt. Blutergüsse machen also nur meine Abhängigkeit und Verletzlichkeit sichtbar. Dabei ist das Blut beteiligt, der physische Sitz der Seele. Ich bekomme immer wieder vom Leben einen (Denk-)Anstoß, bin aber auch selbst oft Anstoß. Eigentlich aber verletze ich mein wahres Selbst.

Was zu tun ist

B

Wer unter Bindegewebsschwäche leidet, muß lernen, weniger empfindlich und nachtragend zu werden und mehr Sicherheit, seelische Widerstandskraft und Urvertrauen zu finden. Eigentlich gibt einem sein wahres Wesen nur einen Anstoß, wieder man selbst zu sein. Wer seine Persönlichkeit auslebt, braucht sich nicht mehr falsch zu verhalten, nicht mehr an der falschen Stelle nachzugeben und sich dabei zu verletzen.

Die Außenwelt ist nur ein Ersatz und eine Aufforderung, den Halt in der eigenen Persönlichkeit zu finden. Wer also den äußeren Kontakt nicht verlieren will, weil dieser den fehlenden inneren Halt ersetzt, übt Selbstbetrug.

Wer zu sich selbst gefunden hat, ruht in sich, ist lebendig und gefestigt. Lebendigkeit und Flexibilität bestimmen die Tiefe seines Seins, und dadurch ist auch sein Bindegewebe natürlich stark, fest und elastisch. Schönheit und Wahrhaftigkeit liegen in der eigenen Persönlichkeit verborgen. Wer »stimmig« ist, ist nicht auf Anstöße von außen angewiesen, und das Leben verletzt ihn nicht mehr.

Wer nicht empfindlich ist, kann die Umwelt so nehmen, wie sie ist. Er hat den Wert seines wahren Selbstes gefunden. Aus diesem Selbstwert heraus fällt es leichter, großzügig zu sein, sich nicht selbst zu verleugnen und damit sein wahres Selbst zu verletzen. Eine Bindegewebsschwäche kann in diesem Sinne helfen, zu sich zu finden, wirklich man selbst zu sein.

B

Bindehautentzündung

Eine Bindehautentzündung zeigt, daß ein Konflikt besteht, dem man nicht »ins Auge sehen will«. Sie beinhaltet eine Aufforderung, einmal bewußt hinzuschauen, was man nicht sehen will, warum man die Augen davor verschließt. Das Symptom fordert, dem Konflikt nicht weiter auszuweichen und dabei ganz ehrlich zu sich selbst zu sein.

Was man nicht sieht, schmerzt und reizt, tut also weh. Man sträubt sich, die Dinge so sehen zu müssen. Was man sieht, überfordert einen, oder man ist schlichtweg nicht damit einverstanden. Man reibt sich an seiner Sicht der Dinge.

Was zu tun ist

Man muß zunächst lernen, die Dinge, aber auch sich selbst so zu sehen, wie sie sind. Dann sollte man sich fragen, wo es einen schmerzt, sich zusehen zu müssen und inwiefern man sich selbst nicht in die Augen schauen kann. Mit jedem Blinzeln, also mit jedem neuen Hinschauen, ergibt sich die Chance, die Dinge mit anderen Augen zu sehen. Man muß also lernen, die Wirklichkeit so zu sehen, wie sie nun einmal ist und das innere Sein mit dem äußeren Verhalten und mit der persönlichen Sicht der Dinge in Einklang zu bringen.

Die Lösung wartet bereits, und wenn der Konflikt beseitigt ist, verschwindet letztlich auch die Bindehautentzündung.

Blähungen

Wer zuviel verschiedene Nahrung zu sich nimmt, die sich nicht miteinander verträgt oder wer überhaupt »schwer Verdauliches« ißt, bekommt Blähungen. Auf der geistigen Ebene sagt dies aus, daß man mit Ereignissen oder Tatsachen konfrontiert wird, die man nicht so leicht »verdauen« kann, die man nicht akzeptiert, die für innere Unruhe sorgen. Durch innere Widerstände oder Widersprüche fühlt man sich »unter Druck« gesetzt. Man spürt, wie es im Inneren arbeitet. Wer häufig unter Blähungen leidet, muß die innere Ruhe wiederfinden, eins nach dem anderen tun und lernen, das, womit er sich konfrontiert sieht, weniger ernst oder tragisch zu nehmen. Auch Toleranz gegenüber Fremdartigem und Neuem kann helfen, die »Verdauung« des Lebensgeschehens zu verbessern. Wie bei Problemen muß entweder die eigene Einstellung zu den Dingen des Lebens geändert werden, oder aber die Umstände selbst müssen aktiv gestaltet werden, damit der Betroffene den inneren Frieden wiederfindet.

Fassen wir zusammen

Ich will anders sein, als ich bin. Da ich nicht im Einklang mit mir bin, verhalte ich mich entsprechend falsch und ernähre mich auch nicht richtig. Ich tue Dinge zusammen, die nicht zusammengehören und kann das Ergebnis dann nicht verdauen. Ich lebe nach einer Vorstellung, die mir nicht entspricht. Das setzt mich innerlich unter Druck, macht mir Beschwerden, zwingt mich, dafür zu sorgen, daß mein Leben wieder im Einklang mit der Schöpfung verläuft. Mein falsches Sein nimmt innerlich zuviel Raum ein und beengt mich, weil es mir nicht entspricht. Es läßt meinem wahren Wesen zuwenig Raum, und das schmerzt.

Da ich nicht ich selbst bin, werde ich nach dem Gesetz

B

der Resonanz auch mit Ereignissen konfrontiert, die ich nicht verdauen kann, weil sie mir nicht entsprechen, nicht zu mir gehören. Das Leben verrät über meinen Körper, daß ich nicht mein Leben lebe, sondern erlebe, was ich darstelle. Das aber erzeugt innere Unruhe, bewegt mich heftig, schmerzt mich, setzt mich unter Druck. Es »verformt« mich sogar, weil es nicht stimmt und meinem eigentlichen Sein widerspricht. Ich spüre den inneren Widerstand, die Auseinandersetzungen in mir so lange, wie ich von Dingen erfüllt bin, die nicht zu mir gehören.

Was zu tun ist

Zunächst einmal muß man zu sich kommen, sein So-Sein zulassen und wieder in sich ruhen. Dann läßt sich auch das Richtige zur rechten Zeit tun. Man nimmt nicht mehr zu sich, was nicht zu einem gehört oder nicht zusammengehört. Man sollte erkennen, daß man stimmig ist, wenn man zu sich steht. Die Umstände sind dann nicht mehr tragisch, denn man erkennt, daß alles hilfreich ist, wenn man nur richtig damit umgeht. Der innere Druck läßt daraufhin nach. Sobald man sein Ich akzeptiert, läßt sich auch die Umwelt in ihrem So-Sein akzeptieren, ohne daß man sich dadurch unter Druck setzt. Wer unter Druck steht, übt oft auch auf andere Druck aus, um den eigenen Druck loszuwerden. Traut man sich aber endlich, die eigene Persönlichkeit auszuleben, spiegeln die Lebensumstände die innere Harmonie wider.

Blindheit

Blind zu sein bedeutet, nichts zu sehen, nichts erkennen zu können. Der Blinde kann die Realität und die Zusammenhänge nicht sehen, und so ist er gezwungen, sie zu »be-greifen«. Äußerlich gibt es nichts mehr zu sehen, also wird die Sicht nach innen gelenkt. Der Blinde muß sein Inneres erkennen und begreifen, und er muß sich nun direkt mit seiner Umwelt »be-fassen«, um weiterhin zurechtzukommen.

Blindheit erscheint als besonders harter Schicksalsschlag, und doch sollte uns eine Erfahrung zu denken geben. Durch eine bestimmte Operationstechnik wurde vor einiger Zeit einigen Blinden das Augenlicht zurückgegeben, aber das Ergebnis war verblüffend: Die »Kranken« kamen mit Ihrer »Sicht« in dieser Welt gar nicht so gut zurecht. Es mag andere Fälle großen Glücks nach einem solchen Eingriff geben, doch eines steht fest: Auch Blindheit ist nicht nur ein Schlag, den das Schicksal uns »blind« versetzt, sondern die direkte Aufforderung des Lebens, die Dinge verstehen zu lernen, indem man sich wirklich mit der Umwelt (durch Berührung) konfrontiert.

Fassen wir zusammen

Die Blindheit kann die Folge einer »früheren« Fehlsicht sein. Ich hatte meine Augen vor der Welt verschlossen, wollte die Welt nicht sehen, war blind für die Wirklichkeit.

Blindheit ist auf jeden Fall eine Aufforderung, nicht blind zu sein gegenüber dem inneren Sein, mich nicht mit meinem Äußeren zu identifizieren, mich so zu sehen, wie ich wirklich bin.

B

Was zu tun ist

Blindheit ist eine unausweichliche Aufforderung mit dem »inneren Auge« zu schauen, die innere Sicht der Dinge zu lernen. Sie beinhaltet eine Chance, sich nicht mehr von der äußeren Ansicht der Dinge beeinflussen zu lassen.

Dem Blinden ist der Blick nach außen endgültig genommen, und er ist dadurch gezwungen, nach innen zu sehen und nach seinem inneren Bild zu leben. Mit den Augen sehen wir ohnehin nur acht Prozent des gesamten Spektrums, 92 Prozent der Wirklichkeit sind für unsere Augen »unsichtbar«. Wir wissen das, aber verhalten uns oft so, als sei das, was wir sehen, die ganze Wirklichkeit. Wir glauben nur, was wir sehen können und halten uns dann auch noch für »Realisten«. Blindheit ist also auch eine (extrem teuer bezahlte) Chance, mich gezwungenermaßen auf die übrigen 92 Prozent der Wirklichkeit zu konzentrieren.

Erst wenn man akzeptiert, daß eine Behinderung nicht eine Katastrophe ist, kann man aus ihr Gewinn ziehen, kann sich von seiner Behinderung daran hindern lassen, so weiterzuleben, wie bisher. So kann Blindheit ein Weg sein, der das wahre Sehen lehrt und letztlich zu einer höheren Einsicht führt.

Blutdruck (hoch)

B

Der Blutdruck zeigt Grad und Art der Dynamik eines Menschen. Er entsteht aus dem Zusammenspiel des Blutes und der begrenzenden Blutgefäße. Die Blutgefäße entsprechen den Grenzen, die sich der Entfaltung des eigenen Wesens entgegenstellen.

Sowohl der Mensch mit zu niedrigem als auch der Mensch mit zu hohem Blutdruck geht den anstehenden Konflikten aus dem Weg, ohne sie zu einer Lösung zu führen. Der zu hohe Blutdruck entsteht durch die ständige Vorstellung einer Leistung, ohne daß diese Leistung erbracht wurde und damit in Aktivität umgesetzt wurde. So kommt es zu einem Dauerdruck, zu einer Dauererregung, die in Erwartung der zu erbringenden Leistung aufrecht erhalten wird. Durch den Überdruck wird kurzfristig mehr Energie zur Verfügung gestellt, die dann jedoch nicht verbraucht wird und als permanenter Hochdruck bestehen bleibt.

Der Blutdruck steigt, sobald ein Problem berührt wird, fällt aber wieder, sobald der Betreffende über den Konflikt spricht. Sogar die Vorstellung einer körperlichen Leistung oder einer belastenden Situation genügt, um den Blutdruck steigen zu lassen.

So lassen der psycho-soziale Streß unseres heutigen Lebens mit seinen unterdrückten Aggressionen, seiner Wut, aber auch Angst und Ärger den Blutdruck steigen. Permanente seelische Belastung führt geradewegs zu Dauerhochdruck. Der Mensch mit zu hohem Blutdruck lebt in einer chronischen Erwartungsspannung, versucht durch Leistung zu glänzen und es sich und anderen recht zu machen. Er wirkt beherrscht, ohne es zu sein.

In Wirklichkeit unterdrückt er die nicht beherrschten Äußerungen der Persönlichkeit nur. Seine Erziehung verhindert, daß er seinen Gefühlen freien Lauf läßt. Der Mensch mit zu hohem Blutdruck flieht ins Handeln, ohne

B

jedoch das Entscheidende zu tun und sich so von dem Konflikt zu befreien. Seine starren Vorstellungen von Leistung und Wohlverhalten führen zu erhöhtem inneren Druck. So ist der Mensch mit zu hohem Blutdruck gesellschaftlich überangepaßt, pflichteifrig und gewissenhaft, hat aber tiefsitzende Aggressionen bei äußerlicher Gelassenheit und leidet letztlich unter der Unfähigkeit, seine wahren Gefühle zum Ausdruck zu bringen. Bluthochdruck ist häufiger bei Männern zu finden, und die äußere sogenannte »Selbstbeherrschung« führt letztlich oft genug zum Herzinfarkt. Diese Form der Selbstbeherrschung führt zu einer Kontraktion der Blutgefäße. Der Druck des Blutes und der Gegendruck der kontrahierten Blutgefäße führt zu einer sehr labilen Form von Ausgleich, die irgendwann in der Katastrophe mündet.

Bluthochdruck kann aber auch durch die Unelastizität der Blutgefäße hervorgerufen werden, wie etwa bei der Verkalkung der Gefäßwände. Wir sprechen dann vom altersbedingten Bluthochdruck. Wenn das auch keineswegs zwangsläufig so sein muß, verlieren doch viele im Alter die Flexibilität, die Fähigkeit, sich den Gegebenheiten anzupassen. Als körperlicher Ausdruck hiervon erstarren die Gefäße.

Bluthochdruck ist daher eine Aufforderung, flexibler zu werden, den Ehrgeiz loszulassen, immer mehr erreichen zu wollen und deswegen im Inneren immer mehr zu erstarren. Man steht unter hohem Druck, und so sollte man mehr auf seine Gefühle achten, nicht mehr das Falsche tun und das Richtige lassen.

Bluthochdruck ist eine Aufforderung, die eigenen Gefühle sich selbst gegenüber zuzulassen, sich zu lieben, aber auch anderen gegenüber »herzlicher« zu sein. Ist das, was zu tun ist, getan, läßt der innere Druck nach, was sich positiv auf den Bluthochdruck auswirkt.

Blutdruck (niedrig)

Ganz anders sieht der Sachverhalt beim niedrigen Blutdruck aus. Etwa drei Millionen Bundesbürger haben einen zu niedrigen Blutdruck, kommen morgens nicht in Schwung, sind müde und matt. Es fällt ihnen schwer, sich zu konzentrieren, sie werden leicht schwindelig, und manche werden sogar ohnmächtig, weil lebenswichtige Organe, vor allem das Gehirn, nicht mehr ausreichend durchblutet werden.

Diese »Ohnmacht« ist gleichzeitig ein Zeichen dafür, woran es wirklich fehlt. Der Mensch mit niedrigem Blutdruck weicht vor Widerständen zurück, er versucht gar nicht erst, sich durchzusetzen, sondern verschont sich mit Konflikten. Er zieht sich vor Widerständen zurück, und so zieht sich auch sein Blut zurück. Das führt oft zu peripheren Durchblutungsstörungen, einem Ausdruck der Tatsache, daß er mit etwas nicht in Berührung kommen möchte, daß er lieber zurückweicht. So wird Wesentliches nicht mehr ausreichend »belebt«. Er entzieht sich der Auseinandersetzung notfalls bis zur Ohnmacht, und damit legt er seine Verantwortung ab. Wer zu niedrigen Blutdruck hat, ist nicht standhaft, stellt sich dem Problem nicht und hat so mit den Problemen, die sich ihm stellen, nichts mehr zu tun.

Er steht nicht zu einer Sache, will nicht »für etwas gerade stehen«. Er weicht der Herausforderung aus, oft auch der Sexualität, die ja auch stark vom Blutdruck abhängig ist. Ein Mensch mit niedrigem Blutdruck zieht sich zurück ins Unbewußte. Niedriger Blutdruck ist häufiger bei Frauen zu finden. Im Extremfall sinkt man in Ohnmacht und zwingt damit die Umwelt, einen mit dem Konflikt zu verschonen.

B

Was zu tun ist

Hilfreich bei niedrigem Blutdruck ist Aktivität: Statt den Fahrstuhl lieber die Treppe nehmen, mindestens jeden zweiten Tag radfahren, schwimmen, Tennis spielen oder je nach Jahreszeit Skilanglauf betreiben. Kraftsport ist dabei besser als Jogging, weil nicht nur Aktivität fehlt, sondern mehr noch Leistung. Täglich sollte der Puls wenigstens zehn Minuten auf 130 gehalten werden. Wechselduschen, Bürstenmassage in Herzrichtung und ein herzhaftes Frühstück mit Salz und ohne Marmelade sind hilfreich.

Für den Kreislauf sind fünf kleine Mahlzeiten besser als drei große. Alkohol in kleinen Mengen kann den Kreislauf anregen, mehr Alkohol schadet, denn er erweitert die Blutgefäße, und das Blut fließt noch träger. Auch schwarzer Kaffee hilft vielen, aber nicht jeder kann ihn vertragen, und bei Streß macht Kaffee nicht munterer, sondern müder.

Wenn Ihnen einmal schwarz wird vor Augen, dann sollten Sie sich hinsetzen oder -legen, aber nicht bewegungslos bleiben, sondern die Beinmuskeln anspannen, in der Luft radfahren, zumindest die Beine hochhalten. Bei Schweißausbrüchen sollte man trinken, denn oft ist die Flüssigkeitsmenge auch zu gering, so daß der Kreislauf zusammenbricht. Unternehmen Sie im Urlaub lieber etwas, anstatt nur zu faulenzen.

Alle diese Maßnahmen führen zu einer Aktivität, die die Tatkraft stärkt. Wahre Hilfe bringt jedoch nur eine Änderung der Einstellung. Der Mensch mit niedrigem Blutdruck muß lernen, sich seinen Problemen zu stellen, nicht mehr zurückzuweichen, sondern aktiv zu ändern, was geändert werden sollte.

Da jeder Mangel gleichzeitig das Aufscheinen und auch Aufzeigen einer Möglichkeit, einer Aufgabe ist, sollten wir aus jedem Mangel die entsprechende Lehre ziehen.

B

Wir sollten erkennen, daß es uns letztlich an Urvertrauen fehlt, ob wir nun zu hohen oder zu niedrigen Blutdruck haben. Dieses Urvertrauen entsteht in der pränatalen Phase, also vor der eigentlichen Geburt, und ist später nur sehr schwer zu erwerben, aber gerade das ist die Aufgabe. Wir müssen erkennen, daß das Leben uns die Aufgabe stellt, die wir zu unserer Entwicklung brauchen und daß das Ausweichen das Schicksal nur zwingt, die gleiche Lektion in härterer Form zu wiederholen, bis wir nicht mehr ausweichen können, bis wir uns den Aufgaben des Lebens stellen.

D Depressionen

Eine Depression kann sich sehr verschieden äußern. Die möglichen Erscheinungsformen reichen von Antriebsschwäche und leichter Niedergeschlagenheit über Müdigkeit, Schlafstörungen, Engegefühl, Kopfschmerzen, Appetitstörung, Verstopfung und Gewichtsverlust bis hin zur völligen Teilnahmslosigkeit. Die möglichen Anzeichen einer Depression sind so vielfältig und individuell verschieden, daß es schwierig sein kann, eine zuverlässige Diagnose zu erstellen und sie oft nicht als solche erkannt wird.

Die Medizin unterscheidet drei Arten von Depressionen, die sich häufig jedoch nicht klar voneinander abgrenzen lassen:

1. Die körperlich bedingte Depression

Sie ist zurückzuführen auf einen Schlaganfall, eine Gehirnverletzung, einen Gehirntumor oder auf Arteriosklerose. Sie kann aber auch als Folge eines Herzinfarktes oder einer Herzinsuffizienz, von chronischen Schmerzzuständen, einer Virusinfektion oder einer Störung der Hormonproduktion auftreten. In anderen Fällen kann sie durch die Einnahme von Medikamenten entstehen.

2. Die endogene Depression

Diese Form der Depression kommt, wie das Wort schon sagt, »von innen heraus«. Oft besteht schon eine entsprechende Veranlagung, die bei einer starken seelischen Belastung zum Ausbruch kommt. Der Kranke fühlt sich innerlich leer, ist bedrückt und apathisch. Er fühlt sich elend und schwer, und es fehlt die Fähigkeit, Gefühle zu erleben. Er ist nicht nur unfähig, Freude, Liebe und Interesse zu empfinden, sondern auch Trauer, Zorn oder Mitleid. Es fehlt überhaupt die Anteilnahme am Geschehen um ihn herum.

3. Die psychogene Depression

Sie wird auch als reaktive Depression bezeichnet und entsteht durch eine Fehlreaktion auf Umweltbedingungen. Diese Fehlreaktion wird durch Erlebnisse ausgelöst, die der Mensch nicht verkraftet hat. Da er seine inneren Spannungen nicht verarbeiten kann, koppelt er sich einfach vom Geschehen ab. Besonders alte Menschen haben unter Vereinsamung zu leiden, wenn der Partner gestorben ist, oder geraten durch den Verlust von Macht und Ansehen in eine Depression. Nur zu leicht fühlt man sich abgeschoben, ohne eine Möglichkeit zu sehen, seinem Leben noch einen Sinn zu geben. Es ist jedoch nicht das Alter, das zur Depression führt, sondern die mangelnde Fähigkeit, mit den veränderten Umständen sinnvoll umzugehen.

Leichtere Depressionen sind durchaus normal, wenn sie gelegentlich in Zeiten größerer Belastung auftreten. Wenn die Niedergeschlagenheit jedoch andauert und die Tatkraft dauerhaft behindert ist, sollte etwas unternommen werden, um zu einem natürlichen Verhalten und Lebensrhythmus zurückzufinden. Ursachen für Depressionen sind oft:

1. Eine schwere Kindheit, in der man Belastungen ausgesetzt war und wenig Erfolgserlebnisse hatte. Doch auch diese »Durststrecke« im Leben kann nachträglich durch richtiges Verhalten überwunden werden.
2. Versteckte Aggressionen. Wer Aggressionen gegen andere Menschen, gegen Eltern, Mitarbeiter, Nachbarn oder Vorgesetzte hegt, aber diese Aggressionen nicht auslebt, weil er das Gefühl hat, sich nicht wehren zu können oder den kürzeren zu ziehen, wird diese Aggression gegen sich selbst richten. Der Depressive weiß, daß er sich nicht genügend durchsetzt, und dieses Wissen ist auch oft mit dem Glauben verbunden, zu wenig zu leisten und zu erreichen.

D

3. Ablehnung von Verantwortung. Der Depressive weiß, daß er aktiv werden müßte, doch er weigert sich, die Verantwortung für sein Tun zu übernehmen, ja er weigert sich sogar, sich überhaupt mit seinen Schwierigkeiten auseinanderzusetzen. Er erkennt die eigene Unwilligkeit und Unfähigkeit, geht aber nicht zur Tat über.

Wer den Verdacht hat, an einer Depression zu leiden, sollte ehrlich und in Ruhe folgende Fragen beantworten:

- Habe ich wirklich die Fähigkeit verloren, Gefühle zu empfinden?
- Gibt es noch etwas, für das ich mich wirklich interessiere?
- Haben meine Fähigkeit zu konzentriertem Denken und meine Entschlußkraft nachgelassen oder meine sexuelle Lust?
- Habe ich ein negatives Selbstbild entwickelt oder ein gestörtes Selbstwertgefühl?
- Bedeutet mir das Leben noch etwas, oder denke ich manchmal an Selbstmord?
- Leide ich häufig oder ständig unter Schlafstörungen?

Wer mehrere dieser Fragen mit ja beantwortet, bei dem liegt der Verdacht nahe, daß er an einer Depression leidet. Dann gilt es, das Richtige zu tun, denn bei kaum einer anderen Krankheit werden so viele Fehler im Verhalten dem Betroffenen gegenüber gemacht wie bei der Depression.

Nicht sinnvoll ist es:

- den Betroffenen zu überreden, in fröhliche Gesellschaft zu gehen oder ihn in Urlaub oder auf Kur zu schicken.
- zu behaupten, das alles sei gar nicht so schlimm und gehe ohnehin bald vorüber oder zu äußern, man habe selbst ähnliches auch gut überstanden.
- den Depressiven aufzufordern, sich zusammenzunehmen und sich nicht so hängen zu lassen.

- eventuelle Selbstmordabsichten und dahingehende Äußerungen nicht ernst zu nehmen.

Sinnvoll ist es:

- dem anderen zu helfen, seine Lebensgeschichte zu erforschen und die wahre Ursache gemeinsam herauszufinden.
- ihm zu zeigen, daß man ihn liebt und achtet und für ihn da ist.
- auf Stimmungsschwankungen vorbereitet zu sein und geduldig und behutsam dem anderen zu helfen, sein Bewußtsein zu klären, um wieder ganz er selbst zu sein.

Fassen wir zusammen

Depressionen zeigen:

- daß da etwas ist, daß mich bedrückt und mich auffordert, den Druck zu beseitigen. Wenn etwas in mir unter Druck steht, habe ich mich entweder selbst unter Druck gesetzt oder etwas unterdrückt, oder ich habe mich unter Druck setzen lassen, habe mein wahres Selbst nicht geschehen lassen, habe mich nicht gelebt, und das bedrückt mich jetzt. Wenn ich eine Äußerung, eine »Explosion« nicht zulasse, erfolgt eine »Implosion«, die aufgestaute negative Energie geht nach innen los.
- daß ich mein wahres Selbst in die Tiefe verdrängt habe, und nun komme ich in ein Tief. Dieses Tief zwingt mich, in die Tiefe zu gehen, um mich zu erlösen. Das Tief ist nur eine Aufforderung, mich selbst zuzulassen.
- daß ich mich verdrängt habe, mich nicht so haben wollte, mich nicht traute, ich selbst zu sein, die Wirklichkeit nicht sehen wollte, nicht so sein wollte, wie ich in Wirklichkeit bin. Aber solange ich immer wieder etwas »in die Ecke kehre«, wird dort der Haufen immer größer und allmählich unübersehbar, und ich muß mich mit dem angesammelten »Dreck« konfrontieren und

D

ihn beseitigen. Dabei wird viel Staub aufgewirbelt, und das Chaos wird zunächst größer.

Der »Dreck« lähmt einen Teil von mir, weil der Teil von mir falsch besetzt ist. Ich hindere mich so, aus der Tiefe meines Seins zu schöpfen, weil dort etwas ist, was ich nicht anrühren, ja nicht einmal ansehen will. Mein Leben wird dadurch immer flacher, immer oberflächlicher. Ich verliere die eigene Tiefe, und dadurch erreicht mich immer weniger Lebenskraft und Lebensfreude. Gleichzeitig aber sehne ich mich danach, weil die Freude zu mir gehört. Ich werde dadurch immer mehr eingeengt, gerate immer mehr unter Druck und kann nichts Neues mehr aufnehmen. Körperlich führt das zu Appetitstörungen und Verstopfung. Ich verliere an Gewicht, weil ich immer mehr mich selbst verliere. Ich werde teilnahmslos, weil ich mein Selbst nicht mehr am Leben teilhaben lasse. Jedes Unwohlsein zeigt mir, daß ich mir selbst nicht wohlgesinnt bin.

- Ich kann einen Herzinfarkt oder eine Herzinsuffizienz bekommen, weil ich meine Gefühle nicht zulasse. So erlebe ich meine ungeweinten Tränen als Depressionen.
- Ein Gehirntumor oder eine Gehirnverletzung zeigen mir, daß ich mich durch mein Denken permanent selbst verletze.
- Der chronische seelische Schmerz will mir sagen, daß ich mir Schmerz zufüge, indem ich mich nicht zulasse.
- Ein Schlaganfall will mir sagen, daß ich mich selbst immer mehr lähme mit meiner Fehlhaltung.
- Eine Virusinfektion will mir zeigen, daß ich etwas Falsches in mich hineingelassen habe.
- Eine Hormonstörung beweist, daß mein innerer Haushalt gestört ist.
- Eine medikamentös ausgelöste Depression ist eine Aufforderung, nicht weiter zu versuchen, die Störung zu unterdrücken, sondern sie endlich zu beseitigen.

- Eine endogene Depression beweist, daß das, was ich so lange unterdrückt habe, »von innen heraus« drängt, mich zwingen will, mich endlich damit zu befassen und zuzulassen, was unterdrückt wurde. Der Ausbruch erfolgt meist bei einer seelischen Belastung, weil ich zusätzliche Belastungen nicht mehr verkraften kann, weil ich mich durch meine Verdrängungen seelisch »zugeschüttet« habe. Ich fühle mich seelisch leer, weil mir das Wesentliche fehlt – ich selbst. Ich bin apathisch, weil ich mich nicht mehr lebe, mein So-Sein nicht mehr zulasse. Ich fühle mich elend und schwer, weil die innere Last immer größer wird. Mir fehlt die Fähigkeit, Gefühle zu empfinden, weil ich zu lange meine Gefühle nicht zugelassen und unterdrückt habe. Indem ich mich immer mehr blockiere, kann ich irgendwann keine Freude, kein Interesse, kein Mitleid, ja nicht einmal mehr Zorn empfinden.
- Bei einer psychogenen Depression befinde ich mich in einer geistig-seelischen Fehlhaltung, aus der ich auch auf die Umweltbedingungen falsch reagiere. Ich verkrafte Erlebnisse nicht mehr, weil eine ungelöste Last mich bedrückt. Ich kopple mich ab vom Geschehen, weil ich keine Kapazität mehr habe, weil schon genug in mir ist, was zunächst verarbeitet werden müßte.
- Eine Altersdepression tritt auf, wenn ich durch Partnerverlust auf mich angewiesen bin, ich aber nicht ich selbst bin. Wenn der Partner der Inhalt meines Lebens war, wenn ich ein Teil des »Wir« war, anstatt das »Wir« ein Teil von mir, ist eine Depression unausweichlich. Wenn Macht und Ansehen der Inhalt meines Lebens waren und ich beides verliere, habe ich (subjektiv) nichts mehr, für das es sich zu leben lohnt. Ich fühle mich abgeschoben, weil ich mich selbst zu lange abgeschoben habe. Ich versuche dem Leben immer wieder einen Sinn zu geben, anstatt selbst der Sinn meines Lebens zu sein. Ich habe Aggressionen, weil

sich meine Wut gegen mich richtet. Ich setze mich nicht genügend durch, weil ich mich noch nicht einmal gegen mich selbst durchsetze. Ich leiste und erreiche zu wenig, weil ein Großteil meiner Kapazität durch meine innere Blockade gebunden ist, und so erreiche ich nicht das, was ich erreichen würde, wenn ich ich selbst wäre. Ich lehne Verantwortung ab. Ich müßte zwar aktiv werden, aber meine derzeitige Art der Aktivität würde nur die falschen Dinge verstärken. So aber versuche ich, die Umwelt zu ändern, anstatt mich selbst.

Was zu tun ist

- Fragen Sie sich »Traue ich mich, mich auszudrücken, zu äußern, zu weinen?«
- Lassen Sie sich zu, oder »nehmen Sie sich zurück«? Wenn ja, warum?
- Unterdrücken Sie sich (wie und warum)?
- Tun Sie das, was Sie wirklich wollen oder das, wovon Sie glauben, daß Sie es tun müßten, weil etwa andere es von Ihnen erwarten?
- Haben Sie das Gefühl, wirklich zu leben?
- Sind Sie stolz auf sich? Stehen Sie zu sich?
- Sind Sie froh, so zu sein?
- Leben Sie wirklich ihr Leben?
- Halten Sie sich für wertvoll genug, Schönes zu erleben?
- Können Sie loslassen, das Leben wirklich genießen?

Der einzige Weg, der aus einer Depression herausführt, ist, das eigene Ich zu leben. Man muß seinen Wert erkennen und den Mut haben, der zu sein, der man wirklich ist. Es hat keinen Sinn, nach einem unerreichbaren Ideal zu leben oder nach dem, was andere wollen. Damit gerät man nur noch viel tiefer in den Strudel der Depressionen.

Um zu gesunden, muß man aufhören, gegen die Depression anzukämpfen, sondern sich im Gegenteil hineinfallen lassen. Nur in den Tiefen seines Seins ist es möglich, sich mit dem zu konfrontieren, was man so lange unterdrückt hat. Erst dort kann man es erlösen. Dabei ist es sehr wichtig, ganz bewußt mit dem umzugehen, was herauskommt, es zuzulassen und anzuschauen.

Welche Gedanken oder Aggressionen tauchen auf? Was kommt an die Oberfläche und woher stammt es? Nur so kann man Licht in sein »Tief«, in seine Tiefe bringen, sein Sein durchlichten, damit wieder das Ich zum Vorschein kommt, das man wirklich ist.

D

Diabetes

Etwa vier Prozent der Gesamtbevölkerung sind Diabetiker. Die Veranlagung für Diabetes ist erblich. Ausgelöst wird die Erkrankung meistens durch Übergewicht. In seltenen Fällen können auch Viren die Krankheit auslösen, indem sie die Zellen zerstören, die Insulin produzieren.

Entdeckt wird Diabetes meist zufällig. Hinweise darauf sind: starker Durst, schlechte Wundheilung, Juckreiz, Haut- und Harnweginfektionen, Müdigkeit, Appetitlosigkeit und plötzliche Gewichtabnahme.

Der erhöhte Blutzucker ist gefährlich, obwohl er lange Zeit keine Beschwerden verursacht, denn er greift die Gefäßwände an und schädigt sie. Die Auswirkungen der Krankheit sind oft erst zu erkennen, wenn der Schaden nicht mehr zu beheben ist. Besonders Augen und Nieren sind von den Spätfolgen betroffen. Augenschäden bis hin zur Erblindung und Nierenversagen können die Folgen einer unerkannten Diabeteserkrankung sein. Auch kommt es oft zu Durchblutungsstörungen in den Beinen, und das Risiko eines Herzinfarktes oder eines Schlaganfalls ist stark erhöht.

Um den Zucker aus dem Blut in die Zellen aufnehmen zu können, braucht der Körper Insulin, ein Hormon, das in der Bauchspeicheldrüse gebildet wird. Sobald es nicht mehr in ausreichender Menge oder in einer falschen Zusammensetzung produziert wird, steigt der Blutzuckerspiegel über den Normalwert an.

Die Medizin unterscheidet zwei Arten von Diabetes:

Typ 1

Bei dieser Art Diabetes sind die Zellen, die in der Bauchspeicheldrüse das Insulin erzeugen, weitgehend oder ganz zerstört, und das Hormon Insulin muß lebenslänglich zugeführt werden. Diese Art Diabetes tritt meist vor dem

30. Lebensjahr auf und betrifft etwa zehn Prozent der Diabetiker.

Typ 2

Hier handelt es sich um die sogenannte »Altersdiabetes«. Sie tritt erst nach dem 40. Lebensjahr auf, und etwa 90 Prozent der Diabetiker leiden daran. Die Veranlagung spielt bei der »Altersdiabetes« eine große Rolle. Der Auslöser ist meist das Übergewicht. Zwar erzeugt der Körper noch Insulin, aber nicht mehr in ausreichender Menge.

Diabetes mellitus, zu deutsch »Zuckerharnruhr« oder bildhafter ausgedrückt »Zuckerdurchfall«, bedeutet also, daß eingenommener Zucker vom Körper nicht assimiliert, nicht verarbeitet werden kann. Zucker ist seit jeher das Symbol für Liebe und Zuneigung. Durch Süßigkeiten zeigen die Großeltern Ihre Zuneigung zum Enkelkind, durch süße Sachen tröstet sich auch der Fettleibige über seine Probleme und seine Einsamkeit hinweg. Zucker ist daher oft ein Synonym für »angenehme Gefühle«, »Liebe« oder »Zuwendung«!

Der Zuckerkranke beweist durch seine körperliche Reaktion, daß er Zuneigung und Liebe (in der materiellen Form des Zuckers) zwar auf- und damit wahrnehmen, aber nicht verarbeiten kann. Er ist unfähig, die Zuwendung der Umwelt zu verdauen. Obwohl sein Blutzuckerspiegel erhöht ist, er also genügend »Liebe« in sich trägt, kann er doch damit nichts anfangen und gibt alles unverändert wieder ab. Durch Süßstoff versucht er, sich einen Ersatz zu schaffen für das, was er eigentlich vermißt, er verlagert sein Leben und sein Verhalten auf die »Ersatzebene«. Aber wie beim Süßstoff auch bleibt oft ein schaler Nachgeschmack zurück.

Der Zuckerkranke verträgt Zuwendung und Liebe nicht, obwohl er sie braucht. Er versagt sich diese Bedürfnisse bewußt oder unbewußt, er gesteht sich seine Bedürfnisse nicht ein. Dadurch wird er unfähig, Liebe aufzunehmen und letztlich auch selbst zu geben. Wer von den »süßen Seiten« des Lebens in dieser Weise Abstand nimmt, wird zwangsläufig mit der Zeit »sauer« werden.

Auslöser für die Diabetes mellitus sind oftmals Krisen, Schocks oder Situationen, in denen sich die gesamte Persönlichkeit neu ordnen und organisieren muß: Schwangerschaft, Pubertät oder Wechseljahre stellen Situationen dar, in denen der Mensch sich mit sich selbst auseinandersetzen muß. Die individuellen Gründe, die als Auslöser für Diabetes dienen können, sind letztlich so vielfältig wie das Leben selbst.

Als Beispiel kann ein Mann dienen, der durch plötzliche Arbeitslosigkeit das Gefühl bekommt, in der Familie nichts mehr wert zu sein. Seinem Gefühl nach verdient er damit auch nicht mehr die Zuneigung seiner Umgebung, da er als Ernährer der Familie versagt hat. Diese Ausgangssituation könnte bewirken, daß er die Anteilnahme und Liebe seiner Familie tatsächlich nicht mehr aufnehmen will und später vielleicht in Form von Zucker nicht mehr aufnehmen kann.

Ein anderes Beispiel aus der Praxis: Ein fünfjähriger Junge bekam plötzlich Diabetes. Ein Gespräch mit den Eltern zeigte schließlich, daß der Junge ständig von mehreren Großeltern und Verwandten umgeben war. Die einzelnen Verwandtschaftszweige waren untereinander jedoch zerstritten, und so wußte der Junge schon bald nicht mehr, wie er die Streicheleinheiten der »bösen« Tante einordnen sollte oder auf wessen Anweisungen er hören sollte. Er bekam im wahrsten Sinne des Wortes »Liebesverwertungsstörungen«.

Fassen wir zusammen

Diabetes zeigt, daß ich die süßen Seiten des Lebens, den Genuß, die Liebe nicht annehme, weil ich glaube, Zuwendung nicht zu verdienen. Ich finde mich nicht liebenswert, also kann ich auch Liebe nicht aufnehmen, weil sie scheinbar nicht zu mir gehört. Mir fehlt die Liebesfähigkeit (oft durch eine nicht verarbeitete Enttäuschung), und nun traue ich mich nicht mehr, meine Liebe und meine Wünsche einzugestehen. Ich lebe von geistiger Ersatznahrung.

Übergewicht zeigt, daß ich Überflüssiges mit mir herumschleppe, daß ich versuche, »mehr« zu sein als ich bin oder ein anderer sein möchte. So nehme ich eine »andere Form« an, weil ich meine eigentliche Form ablehne.

Eine Virusinfektion ist ein Zeichen dafür, daß ich eine fremde Energie in mir wirken lasse, daß etwas Fremdes mich bestimmt.

Durst will sagen, es dürstet mich nach Liebe, weil ich mich selbst nicht liebe und dadurch auch von anderen keine Liebe annehmen kann. So muß ich den Frust über mich selbst »hinunterspülen«.

Schlechte Wundheilung zeigt, daß ich mir ständig neue Verletzungen zufüge, daher können die alten Wunden nicht heilen. Es muß etwas geschehen, ich muß heil werden, eins werden mit mir und mich annehmen.

Juckreiz ist ein Symbol dafür, daß ich mich mehr mit mir selbst befassen sollte.

Müdigkeit sagt, »ich bin es müde, so weiterzumachen wie bisher«.

Nierenstörungen zeigen als Partnerorgan meine Partnerstörungen, die fehlende Harmonie zu mir selbst und zum Gegenüber.

Augenstörungen sagen »Ich muß lernen, mich mit anderen (liebenden) Augen zu sehen und mich nicht ständig zu verurteilen.«

Herzversagen zeigt, daß ich mir Liebe versagt habe. Irgendwann versagt dann auch das Herz als Liebesorgan.

Jugenddiabetes sagt aus, daß ich noch nicht gelernt habe, mich liebend anzunehmen und von Anfang an ein anderer sein wollte. Altersdiabetes dagegen sagt aus, »Ich habe mich ins Leben gestürzt, etwas getan und erkenne spät, daß ich gar nicht der Mensch bin, für den ich mich gehalten habe. Das Leben konfrontiert mich noch rechtzeitig mit dem, was mir fehlt, denn ich habe nicht mehr viel Zeit. Ich muß jetzt etwas ändern.«

Was zu tun ist

Sie sollten sich fragen, wie Sie zu Ihrem persönlichen Wert stehen, für wie liebenswert Sie sich halten. Sie sollten prüfen, wie liebesfähig Sie sind. Oft ist die Angst vor Sexualität oder einer möglichen Enttäuschung durch den Partner der Auslöser für das Verhalten. Indem man den Grund für eine Reaktion erkennt, kann man sein Verhalten Schritt für Schritt ändern. Die Aufforderung, die dahinter steht, ist aber immer die Liebe zu sich selbst, die Aufforderung zu erkennen, daß man liebenswert, ja sogar einmalig ist. Jeder Mensch ist ein einmaliges Wesen mit einer wichtigen Aufgabe und Bestimmung. Wer sein Wesen angenommen hat, kann auch Liebe und Freude annehmen, braucht nicht mehr vor sich selbst zu bestehen und kann sich den »Luxus« erlauben, sein Leben zu genießen.

Dickdarmentzündung (Kolitis)

D

Die Symptome der Dickdarmentzündung sind Schmerzen im Verdauungsbereich und blutig-schleimige Durchfälle.

Blut und Schleim sind Ursubstanzen, die das Leben selbst und seinen Ursprung symbolisieren. Der Kolitis-Kranke gibt Teile dieser Substanzen ab, ja man könnte sagen, er opfert Teile seines Wesens oder seiner Seele der Umwelt zuliebe. Doch es ist nicht einmal die Liebe zur Umwelt oder zu einem anderen, die diese Reaktion herausfordern muß, sondern viel wahrscheinlicher äußert sich darin die Angst, ein Selbst, eine eigene Meinung und Lebenshaltung aufzubauen. Denn eine eigene Persönlichkeit und eine individuelle Meinung stehen oft in Opposition zu anderen Meinungen, verlangen also ein gewisses Maß an Härte und Durchsetzungsfähigkeit sowie Festigkeit. Daran mangelt es dem Kolitis-Kranken. Er ordnet sich unter und gibt lieber seine Haltung auf, um Auseinandersetzungen zu vermeiden.

Der Kranke muß lernen, sich durchzusetzen, auf berechtigten Standpunkten zu beharren. Sicherheit und Selbstvertrauen müssen gestärkt werden sowie seine Fähigkeit, sich anderen klar und offen mitzuteilen.

D

Durchfall

Die Ausscheidungen des Körpers dienen dazu, uns von unnützen oder schädlichen Substanzen zu befreien. Dies geschieht normalerweise erst, wenn wir die Nahrung (also die Eindrücke) verdaut haben und dabei das für uns Wichtige herausgefiltert haben.

Der Durchfallkranke läßt jedoch die Nahrung, also auch neue geistige Eindrücke, unbearbeitet passieren, ohne das Nützliche herausgezogen zu haben. Durchfall demonstriert demnach die Angst, die Unfähigkeit oder den Unwillen, sich mit den Dingen auseinanderzusetzen, die auftauchenden Probleme zu bewältigen. Im Volksmund heißt ein treffender Begriff dafür »sich vor Angst in die Hose machen«. Durchfall smybolisiert die Angst, den Dingen nicht gewachsen zu sein, vom Leben überfordert zu werden. Anstatt sich mit einem Problem auseinanderzusetzen, zieht man sich lieber an ein stilles, einsames Örtchen zurück, um dem Geschehen seinen Lauf zu lassen. Man verdaut das Erlebte nicht, ja man setzt sich nicht einmal damit auseinander, man läßt es einfach »hindurchfallen«.

Durchfall führt zu großem Flüssigkeitsverlust, und so besteht eine erste Gegenmaßnahme darin, dem Körper viel neue Flüssigkeit zuzuführen. Flüssigkeit aber ist ein Symbol für körperliche wie geistige Flexibilität. Die notwendige Flexibilität ist auf der körperlichen wie auf der geistigen Ebene verloren gegangen. Sie muß nun wieder zugeführt und zurückgewonnen werden, um nicht zu »verdorren«.

Chronischer Durchfall ist ein Zeichen für eine generelle Angst, dem Leben nicht gewachsen zu sein, wohingegen akuter Durchfall auf ein aktuelles Problem hindeutet, mit dem man nichts zu tun haben will.

Erkältung

Eine Erkältung setzt sich aus mehreren symbolträchtigen Symptomen zusammen, die im folgenden einzeln betrachtet werden sollen.

Der Kranke »hat die Nase voll«

Irgend etwas aus seiner Umgebung ist ihm zuviel geworden, die Nase ist verschlossen, die Atmung und somit die Aufnahme von äußeren Dingen behindert. Er ist nicht länger bereit, aber auch nicht fähig, sich mit weiteren Problemen auseinanderzusetzen.

Der Kopf tut weh

Die vielen Dinge, die auf den Erkälteten einstürzen, bereiten ihm Kopfzerbrechen, so daß er nichts aufnehmen kann.

Der Hals ist rauh, er kann nicht sprechen

Die Kommunikation mit anderen ist gestört. Entweder der Kranke will sich nicht mit der Umwelt auseinandersetzen, was die Halsentzündung nun auch unmöglich macht, oder aber das Halsweh ist ein Zeichen dafür, daß er sich nicht mit äußerlichen Dingen, sondern mehr mit seinem Inneren auseinandersetzen sollte. Eine Halsentzündung gibt dem Erkälteten auch die Möglichkeit, seinem Gegenüber symbolisch »etwas zu husten«!

Die Mandeln sind geschwollen

Der Erkrankte hat Schluckbeschwerden, er kann oder will etwas nicht schlucken, nicht akzeptieren.

Insgesamt bietet eine Erkältung dem Erkrankten die Möglichkeit, sich seine Umwelt für eine gewisse Zeit vom Leibe zu halten (»Komm mir bloß nicht zu nah, sonst steckst du dich an!«), um mit seinem Problem klarzukommen. Andererseits wird er durch die Symptome auch effektiv daran gehindert, sich in Äußerlichkeiten zu verlieren.

Fassen wir zusammen

Eine Erkältung zeigt mir, daß ich innerlich kalt geworden bin, daß mir Wärme fehlt, weil ich nach meinem Verstand und nicht nach meinem Herzen gelebt habe. Sie zwingt mich, mich mit mir Selbst zu befassen, mich an die eigene Nase zu fassen, nicht mehr zu schlucken, was nicht zur mir gehört.

Eine Erkältung zeigt auch »Ich habe mich nach einem fremden Maßstab verhalten, habe etwas Fremdes in mich hineingelassen. Aber das Fremde entspricht mir nicht. Es hat mich geschwächt.«

Ich lasse mich von anderen, ihrem falschen Verhalten anstecken. Nun wehre ich mich gegen dieses fremde Verhalten, weil es mir nicht entspricht, weil es mich schwächt. Eine Erkältung will mir sagen, daß ich nicht das Vertrauen habe in mich, nicht die Sicherheit, aus mir selbst heraus richtig zu handeln. Nun versucht mein Körper das Fremde wieder loszuwerden. Ich bin »verschnupft« über mein Verhalten, »huste mir selbst etwas«, »habe die Nase voll« von meiner Selbstverleugnung. Ich will alles Fremde wieder raushusten, ausschnupfen, fließen lassen. Aber es sitzt fest und hindert mich, klar zu denken, hindert mich, weiter nach dem Kopf zu leben.

Was zu tun ist

Der Kranke muß sich wieder mit sich befassen, sich »an die eigene Nase fassen«. Er muß prüfen, wofür er sich nicht erwärmen kann. Er sollte darüber nachdenken, was er eigentlich äußern will und »rauslassen«, was bisher nicht gesagt wurde. Er sollte zeigen, was er wirklich meint, prüfen, inwiefern er Fremdes zugelassen, nicht auf seine

Intuition vertraut hat. Eine weitere Frage sollte lauten: »Wo habe ich mich reduziert, mich selbst verleugnet?«

Der Hals ist rauh und schmerzt, weil man das Fremde nicht weiter schlucken will. Wer sich liebt und auf die Stimme des Herzens hört, den kann nichts Fremdes und Falsches mehr erreichen.

»Erkältung« siehe auch »Schnupfen«.

»Fettsucht« siehe »Adipositas«.

F

Frigidität

Hinter allen sexuellen Problemen steht Angst und die Unfähigkeit, wirklich loslassen zu können. Die Gründe für die Frigidität sind vielschichtig und entsprechen in vielen Punkten den Ursachen der männlichen Impotenz. Weitere spezielle Ursachen sind:

- Zum Erleben sexueller Lust gehört untrennbar das Loslassen der eigenen Vorstellungen, der Verstandestätigkeit und der Kontrolle. Gerade die Kontrolle, die »Selbstbeherrschung«, die uns so eingetrichtert wird, stört das Erleben erfüllter Sexualität. Unbewußte Verhaltensmuster, die im Alltagsleben verdrängt werden oder wurden, kommen zum Vorschein, wenn wir einerseits erregt sind, andererseits aber die Kontrolle verloren haben. Die Angst vor der »seelischen Nacktheit«, vor der Schutzlosigkeit oder auch vor der (imaginierten) Peinlichkeit, hält viele Frauen davon ab, sich wirklich gehen zu lassen.
- Die Vorstellung davon, was ein »braves Mädchen« tut und was nicht, sitzt bei vielen Frauen sehr tief und bestimmt ihr Verhalten. Der Gedanke, eine Hure zu sein, wenn man sich zur eigenen Lust bekennt, wird jedes sexuelle Zusammensein verkrampfen und zerstören. Leider ist diese Vorstellung aber immer noch weit verbreitet.
- Der Unwille der Frau, die »Unterlegene« zu sein, sich die Behandlung des Mannes »gefallen zu lassen«, stört ebenfalls das Erleben einer gemeinsamen Sexualität. Auch die Frau muß sich natürlich zunächst mit Ihrer weiblichen Rolle identifizieren und diese richtig verstehen lernen, bevor das Zusammenspiel der beiden Partner harmonisch und für beide Seiten befriedigend verlaufen kann.

In jedem von uns stecken männliche und weibliche Seelenaspekte. Bevor man aber beide vollkommen entwickeln kann, muß man zunächst einmal die Aspekte akzeptieren, die dem eigenen Geschlecht entsprechen. Erst wenn man diesen Teil ganz leben kann, ist der Weg zur weiteren Entwicklung frei.

G

Gallenstörungen

Gallenstörungen zeigen Schwierigkeiten im Umgang mit eigenen Aggressionen. Wer »Gift und Galle spuckt«, wem »die Galle überläuft«, wer seinem Ärger aber keinen Ausdruck verleiht, der verursacht eine Störung in seinem Gallenfluß. Aggressionen an sich sind nichts Negatives. Man muß den Umgang mit ihnen jedoch erst lernen. Wer viele Sorgen hat und an Vielem zu »knabbern« hat, der ist wahrscheinlich gefährdet für Magenerkrankungen. Wer sich jedoch andauernd über die Realitäten ärgert, ohne sie zu ändern oder sie zu akzeptieren, der produziert Aggressionen, die keinen Ausweg finden, speziell, wenn er sich nicht einmal zu seinen Problemen äußert.

Der Gallenkranke muß lernen, zu seinen inneren Impulsen zu stehen, sie auszudrücken, aber auch, aktiv seine Umgebung zu verändern, richtige Konsequenzen zu ziehen, sich zu wehren, damit seine Energie nicht ständig nach hinten losgeht. Denn die Aggressionen, die er produziert, gelten ja eigentlich einem anderen!

Bleibt dieser gefühlsmäßige Aggressionsstau längere Zeit bestehen, kommt es zu einer weiteren Eskalationsstufe des Symptoms, zu Gallensteinen. Harte, bittere Gedanken und gestaute Aggressionen haben sich konzentriert und sind zu Stein geworden. Das Leben steht nun wie unter einem Zwang, und irgendwann werden sich die angestauten Energien in einer Gallenkolik schmerzhaft äußern.

Geburt (Frühgeburt)

G

Eine Frühgeburt weist auf eine innere, oftmals unbewußte oder verdrängte Ablehnung des Kindes hin. Der Mutter wird frühzeitig bewußt, welche Veränderung das Kind in ihrem Leben bewirken wird. Sie versucht daher unbewußt, das Kind als Auslöser dieser »Unruhen« so schnell wie möglich »loszuwerden«! Diese Tatsache stößt im Bewußtsein auf energischen Widerspruch, ist die Frühgeburt doch der Versuch, sich von der Verantwortung frei zu machen, ohne äußerlich einen Konflikt oder Auseinandersetzungen mit den übrigen betroffenen Personen heraufzubeschwören.

Ähnlich verhält es sich bei der Scheinschwangerschaft. Auf der einen Seite besteht der Wunsch nach einem Kind und der Möglichkeit, diesem seine Liebe zu geben, auf der anderen Seite steht die Ablehnung des Partners und oft auch der Sexualität. Schwangerschaft und Geburt werden also idealisiert, ohne daß der Zusammenhang zu Partnerschaft und Sexualität gesehen und akzeptiert wird!

Viele der betroffenen Frauen weigern sich, sich mit einem Partner auseinanderzusetzen und suchen durch die Scheinschwangerschaft symbolisch nach einem Wesen, über welches sie verfügen und Macht ausüben können.

G Geburt (Spätgeburt)

Die Spätgeburt ist äußerlich wie auch geistig das Gegenteil von der Frühgeburt. Die Mutter möchte so lange wie möglich das »Kind« besitzen und in ihrer Gewalt behalten. Der Körper drückt diese Haltung bildlich aus, zeigt aber auch deutlich, daß die Trennung von Mutter und Kind irgendwann sein muß, weil es dem Fluß des Lebens entspricht.

Frauen, die eine Spätgeburt erleben, müssen lernen, daß das Neugeborene ein eigenständiges Wesen ist. Sie sollten die Identifikation mit der Mutterrolle rechtzeitig abbauen, bevor der gleiche Konflikt wieder aufflammt, wenn das Kind erwachsen ist und das Elternhaus verläßt.

Gicht

G

Gicht ist eine meist anlagebedingte Stoffwechselstörung (primäre Gicht), die durch purinhaltige Nahrungsmittel ausgelöst wird. Diese Purine sind zwar für den Körper notwendig, aber zu viele im Blut können einen Gichtanfall auslösen. Bestimmte Stoffe kommen also im Körper im Übermaß vor.

Übertragen bedeutet das, der Gichtkranke beschäftigt sich zuviel mit immer den gleichen Dingen. Es besteht entweder die Unfähigkeit oder die Unwilligkeit, die Vergangenheit ruhen zu lassen, anderen Menschen oder auch sich selbst zu verzeihen oder Tatsachen als nun einmal gegeben hinzunehmen. Wer immer wieder nur zurückschaut, ohne etwas zu ändern oder daraus zu lernen, der wird allmählich sauer (Harnsäure) und dadurch immer unbeweglicher in seinen Reaktionen (Gelenkschmerzen).

Gicht kann aber auch die Folge von anderen Erkrankungen sein, kann etwa von der krankhaften Vermehrung der weißen oder roten Blutkörperchen abhängen. Auch durch krankhafte Lymphknotenschwellungen bildet der Körper verstärkt Purine, und es kommt zur sekundären Gicht. Auch bei verschiedenen Nierenerkrankungen kann es zu Gichtanfällen kommen, wenn dadurch zu wenig Harnsäure ausgeschieden wird. Körperliche Überanstrengung, Alkoholmißbrauch und Nahrungsentzug können ebenfalls Gicht auslösen.

Früher eine Krankheit der Wohlhabenden, ist Gicht heute zu einer der häufigsten Zivilisationskrankheiten geworden. Sie trifft Männer zehnmal häufiger als Frauen und kann lange Zeit ohne Beschwerden verlaufen, bis es durch ein reichliches Mahl, übermäßigen Alkoholgenuß oder einen anderen Auslöser zu einem akuten Anfall kommt. Aus dem Blut lagert sich die Harnsäure in kristalliner Form in den Gelenken und Nieren ab. Besonders häufig sind Zehen-, Finger- und Kniegelenke betroffen.

G

Durch die fortschreitende Gelenkentzündung kommt es dann zu den bekannten Gichtknoten.

Durch die Gicht wird der Mensch körperlich steif und unbeweglich. Das festgefahrene und inflexibel gewordene Bewußtsein äußert sich nun auch sichtbar und schmerzhaft im körperlichen Bereich. Es zwingt den Menschen, »in sich« zu gehen, still zu werden, seine herrische und dominierende Art abzulegen.

Was zu tun ist

Die Aufforderung der Krankheit ist also eindeutig: Der Kranke soll nicht weiter das Geschehene durchdenken und bedauern, den anderen die Schuld geben und sein schweres Schicksal beklagen, sondern die Konsequenzen ziehen aus dem Erlebten, möglicherweise ein klärendes Gespräch mit anderen Beteiligten anregen oder auf eine andere Weise seine festgefahrene innere Einstellung zu einer seelischen Entwicklung werden lassen.

Gürtelrose

Bei der Gürtelrose treten meist halbseitig um den unteren Brustbereich schmerzende Bläschen auf. Körperliche Ursache ist eine Entzündung des dort verlaufenden Rückenmarknervs.

Betroffen ist bei dieser Erkrankung die Haut, unser Kontaktorgan. Genauer betrachtet geht die Störung vom obengenannten Nervenstrang aus. Daher läßt sich davon ausgehen, daß die Erkrankung auch mit einer Störung unserer Empfindung, unserer Wahrnehmung zu tun hat, da die Nerven die Aufgabe haben, Informationen von außen an unser Gehirn weiterzuleiten.

Der an Gürtelrose Erkrankte leidet unter Kontaktschwierigkeiten, denn er signalisiert mit seiner Hauterkrankung: »Kümmert euch um mich, ich muß umsorgt und gepflegt werden, ich brauche und suche Kontakt!« Andererseits kommen gegensätzliche Informationsimpulse von innen, die eine Kontaktaufnahme verhindern, da der Kranke die Annäherungsversuche der Umwelt nicht oder nur verzerrt wahrnimmt. Es kommt so zur besagten Nervenentzündung, die die Fehlleitung oder Fehlverarbeitung der aufgenommenen Impulse anzeigt.

Der Kranke braucht und sucht Kontakt, wehrt aber gutgemeinte Angebote gleichzeitig ab, sei es aus Angst oder aus Mißtrauen. Er ist zum Teil kontaktunfähig geworden und muß lernen, wieder auf andere zuzugehen beziehungsweise den Kontakt wieder zuzulassen.

Bei einer schweren Erkrankung kann es in der Folge zu einseitiger Taubheit oder Blindheit kommen. Das zeigt, daß der Erkrankte die Wirklichkeit und die vielen ihm zur Verfügung stehenden Möglichkeiten nicht mehr wahrnehmen kann und lieber in seiner Scheinwahrnehmung lebt. Gerade dann muß der Patient lernen, seinen gedanklichen und gefühlsmäßigen Teufelskreis zu durchbrechen.

Haarausfall

Die Haare sind seit alters her ein Symbol für die Lebenskraft eines Menschen. Blonde Menschen haben ungefähr 140 000 Haare, Brünette etwa 110 000 und Rothaarige rund 90 000. Ein gesundes Haar bleibt etwa fünf bis sieben Jahre auf dem Kopf und wächst in dieser Zeit etwa 70 Zentimeter, bevor es ausfällt. Ein gesunder Mensch verliert am Tag etwa 70 Haare. Man kann aber etwas tun, um dem vorzeitigen Haarausfall vorzubeugen.

Was zu tun ist

Da Haare ein Symbol und sensibler Anzeiger für die Lebenskraft sind, kann man mit einer gesunden Ernährung viel dazu beitragen, daß die Haare nicht vorzeitig ausfallen.

Moderne Ernährungswissenschaftler, Biochemiker und Hormonspezialisten haben festgestellt, daß Weizenkeime, Sonnenblumenkerne und Lecithin den Haaren guttun. Außerdem sind Salat, frisches Obst (besonders Aprikosen), Samen und Nüsse hilfreich. Doch auch die Psychohygiene ist wichtig, denn ein belastetes Gemüt verstärkt den Haarausfall. Mit einem Wort, alles, was wirklich der Gesundheit dient, hilft auch den Haaren.

Hautausschlag

Etwas, was mich bewegt, kommt an die Oberfläche und wird sichtbar. Es »juckt« ständig und zwingt mich so, mich damit zu »befassen«, mich damit auseinanderzusetzen. Das wird besonders deutlich bei der Pubertätsakne. Hier ist es die Sexualität, die den Jugendlichen bewegt, an die Oberfläche kommt und ihn zwingt, sich mit ihr auseinanderzusetzen. Gleichzeitig verursacht das Neue Angst, weil es den Jugendlichen mit solcher Macht bewegt, vielleicht sogar das Handeln beherrscht. Man ist versucht, es zu verdrängen, merkt aber schnell, daß sich das Neue nicht mehr verdrängen läßt. Es ist in Erscheinung getreten und »juckt« mich jetzt so lange, bis ich mich ausreichend damit »befaßt« habe, die mich bewegende Energie in Harmonie gebracht habe.

H

Heiserkeit

Akute sowie chronische Heiserkeit machen den Menschen »sprachlos«! Das kann einerseits bedeuten, daß der Kranke sich machtlos fühlt, glaubt, »nichts mehr zu sagen zu haben«, andererseits ist Heiserkeit aber auch eine Aufforderung, Konflikte nicht lautstark, sondern durch inneres Verstehen oder innere Veränderung zu lösen. Heiserkeit kann schließlich aus Angst vor Konflikten entstehen, aus dem Gefühl heraus, sich nicht richtig ausdrükken zu können oder zu dürfen.

Herpes Simplex (Fieberbläschen)

H

Herpes simplex ist eine Erkrankung, bei der an Wangen, Lippen oder Geschlechtsteilen kleine, flüssigkeitsgefüllte, juckende Bläschen auftreten.

Diese Bläschen zeigen klar eine bestehende innere Auseinandersetzung an. Ein unterschwelliger, schlummernder Konflikt hat sich an einem äußeren Anlaß »entzündet« und muß nun verarbeitet werden.

Herpes im Genitalbereich ist ein eindeutiger Hinweis auf sexuelle Schwierigkeiten, Unzufriedenheit oder Aggressionen. Auch Schuldgefühle können diese Virusinfektion auslösen, die oftmals nach einiger Zeit an gleicher Stelle wieder auftritt. Das bedeutet, der Schaden wurde nur »provisorisch« behoben, aber eine wirklich endgültige Lösung wurde nicht erreicht.

Herpes an der Unterlippe deutet auf eine bestehende Disharmonie im Körperlichen hin. Nach einer längeren Phase der Fehlernährung, wobei auch hier Schwierigkeiten im Sexualbereich erschwerend hinzukommen, kann es zu dieser Entzündung kommen.

An der Oberlippe dagegen tritt Herpes simplex auf, wenn geistig-seelische Spannungen bestehen oder an die Oberfläche gelangen. Bei Konflikten, die unlösbar scheinen, und im Inneren des Menschen ausgetragen werden, zeigt der Herpes-Befall die innere »hitzige Diskussion« (= die Entzündung) an. Der Mensch steht unter Druck und sucht »fieberhaft« nach einer Lösung seines Problems.

H

Herzinfarkt

Das Herz ist der Motor unseres Lebens und daher eng mit allem verbunden, was uns bewegt. Es ist also abhängig von ausreichender körperlicher Bewegung, und es ist unser Gefühlszentrum, denn auch unsere Gefühle »bewegen« uns. Das sehen wir an den treffenden Bezeichnungen, die der Volksmund geprägt hat:

Das Herz hüpft oder zerspringt vor Freude. Es schlägt mir bis zum Hals oder kann vor Schreck fast stehenbleiben, und mitunter rutscht es uns auch in die Hose. Man kann mit ganzem Herzen bei einer Sache sein, sich etwas zu Herzen nehmen. Es kann einem etwas am Herzen liegen, und man kann jemanden in sein Herz schließen. Was das Herz aus dem Takt bringt, ist immer eine zu große oder zu geringe Bewegung, entweder körperlich oder emotional, also ein zu großes oder nicht zugelassenes Gefühl.

Herzkranke sind Menschen, die nicht auf ihr Herz hören wollen und alles am liebsten mit dem Kopf erledigen. Wenn das Herz stolpert oder rast, ist das immer ein sicheres Zeichen für eine Entgleisung, für eine Störung der Ordnung, des inneren Rhythmus. Wenn wir nicht auf unser Herz hören wollen, dann zwingt es uns dazu.

Angina pectoris bedeutet »Enge der Brust« und ist hier als Enge des Herzens, Verengung des Gefühlslebens und Verhärtung, Engherzigkeit und Ego-Dominanz zu verstehen. Beim Herzinfarkt kann es einem buchstäblich das Herz zerreißen. Wenn ich mein Ego überbewerte und mein Herz nicht mehr sprechen lasse, schneide ich mich damit vom Leben ab.

Vor einem Herzinfarkt kann es auch zu einer Herzneurose kommen, zu einer unbegründeten Angst um das eigene Herzgeschehen. So zwingt das Herz zu einer besonderen Beachtung und zu einer Umgestaltung des ganzen Lebens aus Angst, das Herz könnte einmal versagen, weil ich mich ihm versage. Der Herzneurotiker hat Angst, daß das Herz stillstehen könnte, daß er also »herzlos« würde. Er beobachtet sein Herz zu viel, ohne wirklich auf sein Herz zu hören. So kommt es zu dieser Enge, die bei der Herzneurose als Angst erlebt wird.

Bei der Angina pectoris wird diese Enge des Gefühlslebens bereits auf der somatischen Ebene als Verengung des zuleitenden Gefäßsystems, als Zusammenbruch erlebt. Der Volksmund spricht hier von einem verhärteten oder gar versteinertem Herzen. Sowohl bei der Herzneurose als auch bei der Angina pectoris bekommt das Herz nicht mehr genug Nahrung, zunächst geistig, später körperlich.

Ein extrem kausal denkender Mensch wirkt deshalb »herzlos«, ist »kaltherzig«. Auch wer versucht, andere zu beherrschen und zu manipulieren oder seine Liebe nach dem Verlust eines geliebten Menschen »einschließt«, bekommt Herzbeschwerden. – Als Infarkt wird der Augenblick bezeichnet, in dem ein verengtes Blutgefäß vollständig verstopft ist und das hinter dem Engpaß liegende Herzmuskelgewebe nicht mehr mit Sauerstoff versorgt wird, weil das Blut nicht weiter transportiert werden kann. Ob es ein leichter oder ein schwerer Herzinfarkt ist, hängt davon ab, wie groß der nicht mehr durchblutete Bereich im Herzen ist. Ein Herzinfarkt kommt nie plötzlich. Die ersten Warnsignale sind Stiche im Herz, Schulterschmerzen, die in den ganzen linken Arm ausstrahlen, oder ein Gefühl, als ob die Kehle zugeschnürt sei. Ob wir dieses Signale allerdings beachten, ist eine andere Frage. Es gibt jedoch auch den »stummen« Infarkt, der keine oder nur sehr geringe Beschwerden verursacht und daher oft nicht wahrgenommen wird.

Man muß sich darüber klar sein, daß jeder Infarkt den Herzmuskel schädigt und die Leistungsfähigkeit des Herzens einschränkt. Deshalb ist es wichtig, alles zu vermeiden, was einen Infarkt begünstigen könnte: Übergewicht, fettreiche, ballaststoffarme Ernährung sowie das Rauchen. Vor allem aber gilt es, mit seelischen Belastungen wie Ärger, Angst, Erregung, Streß und Ungeduld anders umzugehen.

Fassen wir zusammen

Das Herz ist das Lebenszentrum des Menschen, denn wenn das Herz nicht mehr schlägt, hört unser Leben auf. Solange ich lebe, schlägt das Herz ununterbrochen, das heißt, ich kann nicht stehenbleiben, es muß immer weitergehen. Wenn ich ins Stocken gerate, kann auch mein Herz nicht mehr frei schlagen. Das geschieht vor allem durch die Überbetonung des Denkens, wodurch ich »kopflastig« werde. Je weniger ich wirklich lebe, je weniger ich aus dem Herzen lebe, und je mehr Gedanken ich an die Vergangenheit oder die Zukunft »verschwende«, desto mehr Energie entziehe ich meinem Herzen.

Was zu tun ist

Bei allen Störungen des Herzens sollte man sich fragen, ob man noch aus dem Herzen lebt, ob man bei Entscheidungen auch auf sein Herz hört, oder ob man meistens mit dem Kopf entscheidet. Denn die Störung beinhaltet immer eine Aufforderung, mehr auf das Herz, die Gefühle, die Intuition und das eigene Sein zu hören. Man sollte nicht an alles mit dem Denken herangehen und nur noch über das Denken leben. Denn das Denken und die Liebe behindern sich gegenseitig.

Natürlich sollte man sich ebenfalls fragen, ob man auch »ein Herz für sich, für seine Belange und Bedürfnisse hat« und was einem eventuell »das Herz schwer« macht. Das, was man auf dem Herzen hat, muß auch zum »Ausdruck« gebracht werden, damit es einen nicht länger bedrücken kann.

Aus dem Herzen leben heißt, fließen lassen, Leben geschehen lassen, in der Leichtigkeit des Seins leben. Es heißt, sich nicht über alles Gedanken zu machen, den Kopf zu zerbrechen und zu versuchen, immer alles richtig zu machen, denn wenn man aus dem Herzen lebt, stimmt auch das Tun; wer den Weg des Herzens geht und sein wahres Selbst lebt, braucht keine Selbstbestätigung mehr von außen. Man hat sich selbst erkannt, sich gefunden und gibt sich, wie man ist. Man liebt und lebt sich selbst, lebt nicht mehr aus dem Wissen (Kopf), sondern aus der Weisheit des Herzens, dem Zentrum des Seins.

Herzrhythmusstörungen können sich als »Stolpern des Herzens«, als verstärktes Herzklopfen bis zum Herzjagen, als Schwindelzustand und unregelmäßiger Puls bemerkbar machen. Schwere Herzrhythmusstörungen sollten auf jeden Fall behandelt werden, weil die gestörte Herztätigkeit den Blutkreislauf beeinträchtigt und die Sauerstoffversorgung der einzelnen Organe nicht in ausreichendem Maße gewährleistet ist.

Der Mensch hat zwei Zentren: Herz und Hirn, also Verstand und Gefühl. Bei Rhythmusstörungen spielt das Herz verrückt, weil sein Träger sich nicht mehr verrücken läßt, weil er gefühlsmäßig erstarrt ist, sich nicht mehr bewegen läßt. Der Verstand leitet ihn und läßt seine Gefühle nicht mehr oder nur ungenügend zu. Das Herz zwingt den Kranken durch seine Entgleisung, wieder auf sein Zentrum, auf seine Mitte zu hören. Zuviel ursächliches Denken führt zum Verlust der Mitte, des ureigensten Ich und damit zu Angst.

Das Wort Angst kommt aus dem lateinischen »angustus« und bedeutet »eng«. Wird die Angst vor den eigenen Gefühlen zu groß, so daß Angst vor dem eigenen Rhythmus entsteht, lassen sich viele einen Herzschrittmacher einbauen. Damit unterwerfen sie sich aber auch einem fremden Rhythmus, der stets in der Norm bleibt. Sie werden nicht mehr vom Gefühl gesteuert, sondern von einer Maschine. Bei einem harmonischen Menschen dagegen befinden sich Herz und Hirn, Verstand und Gefühl im Gleichgewicht – er hat seine Mitte gefunden. Daher sollte man auch nichts »halbherzig« tun, sondern besser »sein Herz verschenken«, um sich ganz zu gewinnen.

»Heuschnupfen« siehe auch »Allergie«.

Impotenz

I

Die Impotenz läßt sich, soweit keine organischen Gründen vorliegen, auf verschiedene seelische Ursachen zurückführen:

- Der impotente Mann identifiziert sich mehr mit seinem weiblichen Pol und der Rolle des Unterlegenen. Oft ist Impotenz auch eine Folge der Angst vor der Weiblichkeit an sich.
- Der Mann fühlt sich unter dem Leistungsdruck, »seinen Mann stehen zu müssen«, seiner Partnerin etwas beweisen, zeigen oder bieten zu müssen. Erst, wenn beide Partner wirkliches Vertrauen zueinander gefaßt und über ihre Erwartungen gesprochen haben, läßt sich dieses Hindernis in der Vorstellung des Mannes ausräumen.
- Der Mann lehnt seine Partnerin unbewußt ab.
- Schuldgefühle, sich selbst gegenüber, weil man etwas »Schmutziges« tut, oder aber einem Partner gegenüber. Bei einem Seitensprung, der vielleicht übereilt »in die Wege geleitet« wurde, kann es durchaus passieren, daß dem Mann unbewußt klar wird, daß er seine Frau mit seinem Verhalten verletzt und damit eine sonst vielleicht harmonische Beziehung gefährdet. Vielleicht haben die Schuldgefühle ihre Ursache aber auch in der (irrealen) Vorstellung des Mannes, daß er, nach dem Bruch einer Beziehung nun nie mehr mit einer anderen zusammensein könnte. Diese Art »Liebesschwur«, der ja in einer Phase des Schmerzes geleistet wurde, kann eine wirklich schöne, neue Beziehung und natürlich auch deren sexuelle Komponente, empfindlich einengen und stören.
- Die unbewußte Angst vor der eigenen Aggression, der eigenen Machtposition, die der Mann während des Liebesaktes einnimmt, macht ihm zu schaffen. Erst,

I

wenn sich der Mann mit seiner »Rolle« identifiziert, wird er sie auch ohne Reue, Schuldgefühle oder falsche Vorstellungen und Erwartungen ausfüllen können.

- Unerfahrenheit, Übereiltheit und mangelnde Kommunikation: Normalerweise sollten beide Partner, bevor sie miteinander schlafen, erst Vertrauen zueinander entwickeln, die Wünsche des anderen kennen und ihm die eigenen anvertraut haben. Kommt der sexuelle Kontakt aber zu schnell zustande oder sind beide zu schüchtern, um miteinander zu reden, hat sich das Zusammensein also mehr oder weniger »ergeben«, kann es zu Unverständnis und Unsicherheit kommen. Auch hier ist eine intime Aussprache wichtig, um die Erwartungen des Partners richtig einschätzen zu können.

Was zu tun ist

Abhilfe für die oben genannten Probleme liegt in der Erkenntnis, daß in jedem von uns ein männlicher und ein weiblicher Seelenaspekt vorhanden sind. Bevor man aber beide vollkommen entwickeln kann, muß man sich zunächst einmal ganz mit dem Teil identifizieren, der dem eigenen Geschlecht entspricht. Erst wenn man diesen Teil ganz leben kann, ist der Weg zur weiteren Entwicklung frei.

Infektionen (allgemein)

I

Jede Infektion zeigt eine Auseinandersetzung an, die auf der Ebene des Bewußtseins nicht gelebt und gelöst wurde. Oft bemerken wir einen solchen Konflikt nicht, gestehen ihn uns nicht ein oder versuchen, dem Konflikt auszuweichen und zwingen so das Leben nur, uns den Konflikt auf einer anderen Ebene bewußt zu machen. Mit dem Schmerz, dem man nicht mehr ausweichen kann, muß man sich befassen.

Dabei zieht die Konfliktenergie Krankheitserreger (Viren, Bakterien, Toxine) an und konzentriert sie in dem Teil des Körpers, der dem geistig-seelischen Konfliktbereich entspricht. (Hierbei sprechen auch die betroffenen Stellen des Körpers eine deutliche Sprache.) Der Konflikt tobt sich nun als Entzündung im Körper aus. Eine akute Entzündung weist dabei auf einen aktuellen Anlaß hin, eine chronische Entzündung zeigt einen ungelösten Dauerkonflikt an, aber beides ist eine unübersehbare Aufforderung, sich endlich mit der gestellten Aufgabe zu befassen und sie zu lösen. Zu einer Entzündung kommt es, wenn ich mich einer Aufgabe nicht freiwillig gestellt habe, sondern ausgewichen bin.

Was zu tun ist

Die Aufforderung, mich der Aufgabe zu stellen, wird vom Leben so lange wiederholt, bis ich sie gelöst habe. Es ist daher am einfachsten, sich gleich der ersten Aufforderung zu stellen, damit man frei ist für eine neue Aufgabe des Lebens. In den meisten Fällen heißt das, eine klare Entscheidung zu treffen und konsequent durchzuführen.

Ischiasbeschwerden

Die Ischialgie ist ein Hinweis auf eine tatsächliche oder als solche empfundene Überlastung. Entweder hat man sich zuviel aufgeladen oder vorgenommen, trägt zuviel Verantwortung oder schiebt seine Probleme vor sich her, so daß das Leben immer schwerer wird. Eventuell stehen Ischiasbeschwerden auch mit Geldsorgen und der Angst vor der Zukunft in Verbindung. Oder man schleppt seine Vergangenheit immer noch mit sich herum.

Als körperlicher Ausdruck dieser Überlastung werden die Knorpelscheiben im Bereich der Lendenwirbelsäule seitlich herausgedrückt und belasten dadurch den Ischiasnerv. Der dabei entstehende Schmerz zwingt zur Ruhe und »Besinnung«, um einen Weg zur Entlastung zu finden, so daß der Druck verschwindet. Man sollte sich also fragen, warum man sich so viel auflädt. »Was will ich damit beweisen, wem und warum will ich etwas beweisen?« Man sollte sich außerdem fragen »Habe ich vielleicht das Gefühl, wenig wert zu sein? Versuche ich dieses Gefühl der Minderwertigkeit durch besonders hohe Leistung zu kompensieren? Kann es sein, daß ich mich selbst zu wenig liebe? Oder bin ich einfach nur ›sauer‹, weil das Leben nicht so ist, wie ich es gern hätte?«

Was zu tun ist

Weil bestimmte Dinge einen »nerven«, mit denen man nicht einverstanden ist, die man nicht zuläßt, entsteht der schmerzende innere Druck, der einem bewußtmachen will, daß man sich mit seinem Verhalten weh tut. Es kann ein Aspekt der eigenen Persönlichkeit sein, den man nicht zuläßt, der nicht zum »Aus-Druck« kommen kann. Man beugt sich den Umständen und nimmt eine bestimmte, steife Haltung ein, die einem nicht entspricht. Deshalb sollte man den Mut haben, zu sich zu stehen – und das auch dann, wenn die Umwelt keinen Beifall klatscht. Wer auch zu seinen scheinbar unvollkommenen Seiten steht, damit diese gelebt und damit aufgelöst werden können, verliert seine Symptome – die Spannung verschwindet.

Wer hindert einen eigentlich, sein Leben völlig neu zu gestalten? Warum kann man es nicht gleich jetzt umgestalten? Die erzwungene Ruhe läßt sich so sinnvoll nutzen, das wahre Problem und die Ischiasschmerzen lösen sich auf.

J

Juckreiz

Juckreiz zeigt, daß etwas in uns steckt, das entdeckt und herausgelassen werden möchte. Durch Kratzen versuchen wir, »der Sache auf den Grund zu gehen«. Wenn unser Innerstes aufgewühlt ist, wir uns betroffen fühlen, sagen wir, wir sind »aufgekratzt«. Der Schutzpanzer ist weg. Jucken fordert uns auf, Verdrängtes und Ungewolltes ans Tageslicht zu lassen. Juckreiz treibt zur Aktivität, etwas drängt dazu, verborgene Gefühle und Meinungen wahrzunehmen und zuzulassen.

»Was juckt mich das?« fragen wir, wenn eine Sache uns kalt läßt. Wenn man sich im Gegensatz dazu betroffen fühlt, ohne vielleicht direkt etwas tun zu können oder zu wollen, meldet sich der Körper und fordert eine »Reaktion« heraus.

Andererseits ist das Kratzen auch dem Streicheln verwandt. Jucken kann eine Aufforderung des Körpers sein, sich mehr um ihn zu kümmern. Wenn man sich vernachlässigt fühlt und Nähe und Intimität vermißt, zwingt einen der Körper auf diese Weise, auf seine Bedürfnisse einzugehen, sich mit ihm zu »be-fassen«.

Karies

Unsere Zähne sind dazu da, diejenigen Dinge zu bearbeiten, »auseinanderzunehmen« und vorzusortieren, die wir zu uns nehmen, mit denen wir uns, geistig gesehen, beschäftigen.

Karies bedeutet, daß unsere Werkzeuge hierfür mangelhaft sind, es mangelt an Festigkeit, an Härte und an Substanz. Auch innerlich fehlt es bei Karies an Festigkeit des Willens, an Härte gegen Widerstände und Härte gegen sich selbst, an innerer Substanz, um mit widrigen Umständen fertigzuwerden. Wer Schwierigkeiten ausweicht, Probleme verdrängt, anstatt sie zu lösen, wer sich dem Leben nicht stellt, dem werden seine Werkzeuge genommen, nachdem sie unbrauchbar geworden sind. Breiartiges, also »Nahrung« ohne feste Stücke, ohne Kerne (Probleme, Hindernisse), ist dann das einzige, was die Zähne überhaupt noch bearbeiten können.

Das beste Mittel gegen Karies ist demnach nicht Fluor, sondern, sich endlich wirklich »durchzubeißen«, also in Aktion zu treten! Die Bereitschaft zu Disziplin und Standhaftigkeit wirkt sich festigend auf das ganze Wesen aus.

K Knochenbrüche

Der Knochen erhält seine besondere Widerstandskraft nicht allein durch seine Härte, sondern durch seine Elastizität. Erhöht man die Härte des Knochens, wird er anfälliger für Brüche. Ein Knochenbruch, auch wenn er durch einen scheinbar rein »äußerlich« begründeten Unfall verursacht wurde, zeigt, daß wir uns innerlich zu sehr »auf eine bestimmte Sache versteift haben«, unelastisch geworden sind. Gleichzeitig drückt der Knochenbruch den »Bruch« mit der alten Situation und den Neubeginn einer veränderten Lage an. Der Gips zwingt dazu, ruhig zu bleiben, verhindert ein Weitermachen wie bisher und gibt uns zu denken, auf welche Weise wir das »Werkzeug« in Zukunft gebrauchen dürfen oder wollen. Selbst nachdem der Gips entfernt wurde, ist man noch nicht so belastbar wie vorher. Man muß Vorsicht walten lassen bei dem, was man tut!

Kopfschmerz und Migräne

K

Kopfschmerzen bekommt der, der sich Kopfzerbrechen macht, dem der Schädel brummt vor lauter Überlegungen, der durch intellektuelle Überaktivität Probleme schafft, anstatt sie zu lösen. Wer sich in immer den gleichen Gedanken verrennt, braucht sich nicht wundern, wenn »die Leitung heißläuft«!

Kopfschmerzen werden meist von Kopfdruck begleitet. Wir stehen also unter Druck, den wir mit Hilfe unseres Verstandes »wegdiskutieren«, verstehen oder verarbeiten wollen. Andererseits taucht beim Kopfschmerz ein Gefühl der Spannung auf, etwas ist nicht in Ordnung, »geht uns durch den Kopf.«

Erst durch das Gegenteil von Spannung, durch Entspannung läßt sich die Situation bereinigen. Druck hält sich nur so lange, wie Gegendruck da ist. Gibt man jedoch nach, reagiert man wirklich ganzheitlich mit Körper und Kopf, wird der Kopf als alleiniger Entscheidungsträger entlastet. Sobald man aufhört, sich selbst unter Druck zu setzen, sobald man sich zum Beispiel von einer besonderen Aufregung distanziert, indem man sie innerlich losläßt, sind Druck und Spannung vorbei. Konzentriert man sich intensiv auf die Füße, bringt das sofortige Entlastung oder sogar völlige Besserung. Dies beweist, daß nur die Überlastung des Kopfes, das einseitige Verlassen auf die Verstandesmechanismen den Kopfschmerz bewirkt.

Migräne findet ihre besondere Ursache, wie der Kopfschmerz eigentlich auch, in überzogenem Ehrgeiz und Wollen. Wer sich selbst durch Ehrgeiz und Streben nach Perfektion, nach Erfolg und auch Anerkennung solcherart unter Druck setzt, wird diesen Druck bald körperlich spüren. Der Kopfschmerz ist die direkte Folge der Anspannung, aber auch Alibi für den Kranken, sich der Verantwortung zu entziehen. Der Wunsch nach guten Leistungen und Anerkennung ist zwar selbstgewählt, man versucht auf diese Weise Zuneigung zu bekommen, aber die Angst vor dem Mißerfolg, dem Versagen und damit vor der (vermeintlichen) Geringschätzung durch die Umwelt ist geradezu vorprogrammiert.

Daher werden von Zeit zu Zeit Kopfschmerzen (Migräne) so stark, daß man von einem solchen Kranken »nun wirklich keine Leistung mehr erwarten kann«. Der Migräneanfall verhilft zur Flucht vor der Realität, damit Aufgaben nicht gelöst werden müssen. Auch tiefe Unzufriedenheit oder unbewußte Aggressionen gegen »zwingende Gründe« können Auslöser für die Anfälle sein. Wer sich mit einer Situation abfinden muß (oder soll), obwohl er sein Leben ganz anders geplant hatte, drückt mit der Migräne aus »So, nun seht, wie ihr ohne mich fertig werdet!«

Eine andere Ursache für Migräne sind unbewußte Schwierigkeiten und Probleme im sexuellen Bereich. Es treten besonders zwei gegensätzliche Haltungen bei Migränekranken auf: Das völlige Verdrängen der Sexualität einerseits oder die Überkompensation, das übermäßige »Zur-Schau-stellen«, die erzwungene Offenheit und Lok-kerheit andererseits. Beide Haltungen drücken aus, daß dieses Thema Probleme für den Betreffenden mit sich bringt. Der Kranke ist allerdings nicht bereit, der Schwierigkeit auf ihrer Ebene zu begegnen, da er Angst hat, sich körperlich auf dieses Thema wirklich einzulassen. Also verlagert er die Bearbeitung des Problems in den Kopf, wo die herrschende Spannung sich als Migräne oder Kopfschmerz entlädt.

Fassen wir zusammen

Kopfschmerzen zeigen an, daß ich mich gedanklich unter Druck setze. Ich mache mir zu viele Gedanken, »zerbreche« mir meinen Kopf. Das schmerzt besonders, wenn ich ein starkes Gefühlsleben habe, aber nicht auf meine

Gefühle höre, sondern »aus dem Kopf lebe«. Wenn ich meine Gefühle zu straff am (Gedanken-)Zügel führe, dann gerate ich unter Spannung. Ich sollte daher meine Gefühle nicht ständig gedanklich zurückhalten.

Kopfschmerzen, besonders aber Migräne, sind ein Zeichen, daß ich anders will als ich kann. Ich genüge meinen eigenen Anforderungen nicht, habe Angst zu versagen.

Was zu tun ist

Sie sollten sich fragen: »Bin ich zu ehrgeizig, versuche ich zu angestrengt, nach oben zu kommen? Bin ich zu dickköpfig und versuche ich mit dem Kopf durch die Wand zu gehen? Worüber ›zerbreche‹ ich mir den den Kopf und warum?« Oft steht auch das, was man gedanklich für richtig hält und was man ausleben möchte, in Widerspruch zueinander, und man gerät dadurch unter Druck. Dementsprechend sollte man immer mehr aus der »inneren Führung« heraus leben und nicht nur aus dem Denken. Durch das Denken sagt man oft nein zu den Umständen, anstatt ja zu sagen zum Leben, so wie es jetzt ist. Sie sollten sich bewußt machen »Ich lebe *jetzt* und lebe jetzt *so, wie ich bin,* lebe aus meiner inneren Wirklichkeit und nicht mehr aus meiner Vorstellung, die mir sagt ›Das darf ich nicht, und so muß ich mich verhalten.‹« Wer einem Ideal nachrennt, der verneint seine eigene Wirklichkeit. Man muß aufhören, es den anderen recht zu machen, sonst lebt man die Idealvorstellung der Umwelt. Man kann sich aus seiner eigenen einengenden Vorstellung befreien und endlich frei sein – frei für sich selbst.

K

Krebs

Jeder Mensch besitzt etwa 200 000 Krebszellen in seinem Körper. Da unser Körper aus etwa 60 Billionen Zellen besteht, ist das nicht besonders viel. Täglich werden etwa 100 Milliarden Zellen ersetzt. Wir alle haben also potentiell Krebs, das ist ein natürlicher Zustand.

Krebszellen sind aber schwach und haben eine geringere Vermehrungsrate als gesunde Körperzellen. Sie können sich außerdem unter bestimmten Umständen wieder regenerieren und zu gesunden Körperzellen werden.

Das körpereigene Abwehrsystem ist stark genug, um die entarteten Zellen zu vernichten, sobald sie erkannt sind. Eine Gefahr besteht erst, wenn ein Mensch sein Abwehrsystem zumindest vorübergehend blockiert. Das geschieht durch seelische Belastungen, Streß, Alkohol, Drogen, Verbitterung, Haß, Einsamkeit, übergroße Trauer, aber auch durch falsche Ernährung, ungenügende Atmung, Krankheitsherde an Zähnen, Mandeln oder Nebenhöhlen. Auch geopathische Reizzonen, sogenannte Erdstrahlen, spielen eventuell eine Rolle.

Es gibt also besonders krebsfördernde Faktoren, die immer in einer geistigen Fehlhaltung begründet liegen. Menschen mit derartigen Fehlhaltungen neigen zu Selbstmitleid oder haben den Hang, an altem Groll festzuhalten. Sie leiden unter der Unfähigkeit zu vergeben oder eine menschliche Beziehung zu pflegen und aufrecht zu erhalten, einem geringen Selbstwertgefühl oder dem Gefühl, nicht angenommen, zurückgewiesen zu sein. Diese Gefühle haben oft schon ihren Ursprung in der Kindheit.

Der Krebsforscher Dr. Hamer hat die Kriterien der Entstehung von Krebs erforscht und dabei festgestellt, daß die folgenden Gesetzmäßigkeiten in jedem einzelnen Fall, der histologisch eindeutig war, nachgewiesen werden konnten.

K

1. Kriterium

Krebs entsteht durch eine nicht bewältigte persönliche Tragödie, die mit innerer Isolation einhergeht. Er entsteht um so leichter, je schlechter der Allgemeinzustand des Menschen ist. Es müssen also drei Ursachen zusammenwirken:

a) eine persönliche Tragödie,
b) reduzierte Körperabwehr,
c) innere Isolation.

Sobald ein individueller Grenzwert überschritten wird, entsteht Krebs.

2. Kriterium

Die Art der persönlichen Tragödie entscheidet über die Lokalisation des Krebs.

a) Brustkrebst (fast nur bei Frauen):
Die geistig-seelische Partnerschaft ist gestört. Das kann den Ehepartner betreffen oder den Freund, aber auch die Kinder, den Chef oder einen Lehrer.
b) Bronichalkrebs (fast nur bei Männern):
Diese Form hat die gleichen Ursachen wie Brustkrebs.
c) Gebärmutterhals-Krebs:
Sexuelle Konflikte auch im weiteren Sinne.
d) Lungenkrebs-Rundherde:
Todesangst bei Frauen und Männern.
e) Magen-Darm-Krebs:
Etwas kann nicht verdaut werden, mit dem man aber ständig konfrontiert wird.

Interessant ist in diesem Zusammenhang, daß bis vor kurzem der Gebärmutterhals-Krebs die häufigste Krebsform bei Frauen war. Durch die Aufklärungswelle und die Pille ist der sexuelle Bereich soweit entkrampft und normalisiert worden, daß diese Erscheinungsform des Krebs heute verhältnismäßig selten vorkommt.

K

3. Kriterium

Der Krebsverlauf entspricht exakt dem Verlauf der Be- oder Verarbeitung des Konfliktstoffes, der den Krebs ausgelöst hat. Das bezieht sich sowohl auf Intensität, Steigerung und Unterbrechung als auch auf den zeitlichen Ablauf sowie auf den völligen Stillstand der Krankheit. Daraus ergibt sich die folgende Krebstheorie:

1. Krebs entsteht durch eine Blockade der körpereigenen Abwehr, die durch ein geistig-seelisches Fehlprogramm ausgelöst wird.
2. So lange und in dem Maße, wie dieses Fehlprogramm besteht, entwickelt sich der Krebs.
3. Wird das auslösende Ereignis aufgelöst, wird der Krebs inaktiv.

Die Entwicklungszeit von Krebs nach Dr. Hamer:

a) Brustkrebs: 2 bis 3 Monate
b) Bronchial-Krebs: etwa 18 Monate
c) Gebärmutterhals-Krebs: 12 Monate
d) Lungen-Rundherde: 7 Monate
e) Eierstockkrebs: 5 bis 8 Monate
f) Gebärmutterkörper-Krebs: 5 bis 7 Monate

Nach dieser Frist kann der Krebs frühestens bemerkt werden. Der Zeitpunkt ist von einigen äußeren Faktoren abhängig wie etwa Lokalisation, Sensibilität und ähnlichem. Soviel zu den Forschungen von Dr. Hamer.

Unsere Gesundheit spiegelt also unsere Lebensführung wider. Will man seinen Gesundheitszustand verbessern, muß man demzufolge seine Lebensführung verbessern. Eine Krankheit ist also immer ein Signal, den Weg zu verlassen, auf dem ich mich gerade befinde.

Am anfälligsten für Krebs sind die Menschen, die ihre Emotionen unterdrücken. Sobald sie eine persönliche

Tragödie erleben, können sie ihre Reaktionen nicht bewältigen und werden überwältigt von ihnen.

Dr. Masaharu Taniguchi sagt mit Recht, daß Krebs die Folge des Wucherns negativer Gefühle im Gemüt sei. Der Körper spiegelt nur das seelische Geschehen wider. Wenn also etwas Fremdes im Körper ist, zeigt das, daß auch etwas Fremdes im Geist ist, das aufgelöst werden muß.

Von welcher Bedeutung diese Erkenntnis ist, zeigt eine Untersuchung in den USA an 4 000 Krebspatienten. Alle hatten, ohne eine einzige Ausnahme, in der Vergangenheit eine nichtbewältigte Phase der Depression durchlitten, und das signalisierte auch den Beginn ihrer Krankheit.

Dabei zeigt sich Krebs nicht nur im Körper, sondern in der Gesinnung, in der Partnerschaft und im Beruf. Daher ist es auch sinnlos, nur den Körper zu heilen. Die seelischen Metastasen greifen wieder auf den Körper zurück.

Was bringt nun die Krebsvorsorge? Wenn eine Krebsgeschwulst entdeckt wird, wenn sie also tastbar ist, hat sie bereits 80 Prozent ihrer Entwicklung hinter sich, befindet sich im letzten Stadium und bildet zum Teil bereits Metastasen. Das körpereigene Abwehrsystem ist dann längst zusammengebrochen.

Was zu tun ist

Es muß also in erster Linie das auslösende Problem bewußt gemacht und verarbeitet werden. Das kann durch Gesprächstherapie, Reinkarnationstherapie, Psychotherapie oder Änderung der Lebensphilosophie geschehen, wobei die Religio des einzelnen – die Rückbindung an den Urgrund des Seins – eine entscheidende Rolle spielt.

Durch die Lokalisation des Krebs und die Sprache der Symptome haben wir einen klaren Hinweis, in welchem Bereich das auslösende Problem liegen muß. Wenn der Krebs die ganze Zeit aktiv war, haben wir auch einen

K

klaren zeitlichen Hinweis auf die Entstehungszeit. Hierbei ist jedoch zu beachten, daß das auslösende Problem ebenfalls einige Zeit geruht haben kann.

Wenn der auslösende Konflikt verarbeitet ist, dann ist es von relativ geringer Bedeutung, was mit der Krebsgeschwulst geschieht. Sie kann ignoriert werden und löst sich auf, oder sie schließt sich ein, wieder entsprechend der Art der Konfliktlösung.

Es gilt aber auch, die Schwelle der körpereigenen Abwehr möglichst anzuheben, denn die Heilkraft in uns selbst ist der beste Arzt.

Vor allem aber muß die Lebensführung geändert werden, damit in Zukunft unlösbare Konflikte nicht mehr auftreten können.

Außerdem sollte die Ernährung optimiert und alle Genußgifte gemieden werden. Dazu gehören vor allem Nikotin, Alkohol und Koffein im Übermaß. Fleisch sollte möglichst vermieden werden, ebenso denaturierte Nahrungsmittel.

Da wir schon den Umweltgiften nicht mehr entkommen können, müssen wir wenigstens so den Körper in seiner Abwehr und Entgiftungsfunktion unterstützen. Sehr hilfreich ist hier die Bierhefe. Sie unterstützt und schützt die Leber als Hauptentgiftungsorgan. Außerdem normalisiert sie die Darmflora.

Krankheitsherde und Störfelder wie chronisch entzündete Mandeln oder Nebenhöhlen und schlechte Zähne oder Narbenstörfelder sind aufzuspüren und zu beseitigen.

Was vorbeugend zu tun ist

Man sollte vorbeugend in erster Linie auf regelmäßige Psychohygiene achten. In einer abendlichen Rückschau ist der vergangene Tag zu verarbeiten, so daß keine ungelösten Konflikte bestehen bleiben. Außerdem sollte man sich in einer morgendlichen Vorschau auf den beginnenden Tag vorbereiten und für die zu erwartenden Situationen positive Verhaltensweisen ins Bewußtsein rufen.

Es gibt viele Krebsauslöser, aber nur eine primäre Krebsursache, die Innenweltverschmutzung und -vergiftung. Zusätzlich gibt es auch eine sekundäre Krebsursache, nämlich die Angst vor dem Krebs, die durch die sogenannte »Aufklärung« über die verschiedenen »Krebsursachen« regelrecht gezüchtet und gefördert wird.

Sehr hilfreich ist die folgende Imaginationsübung: Stellen Sie sich bildhaft vor, wie die starken weißen Blutkörperchen über die schwachen Krebszellen herfallen und sie auflösen. Dabei sollte man sein Bewußtsein durch positive Gedanken erfüllen. Finden Sie in sich die Gewißheit, daß der Körper stark genug ist, um mit dem Krebs fertig zu werden, daß der Auslöser erkannt und beseitigt ist und damit der Krebs verschwindet. Der innere Heilungsprozeß schreitet schnell und sicher fort, wenn der Patient an diese Fähigkeit seines Körpers glaubt.

Das Wichtigste aber ist die Religio, also die Rückbindung an das ordnende Prinzip in der Schöpfung. Es gilt, den Sinn des Lebens zu erkennen und die Illusion von Geburt und Tod zu durchschauen. Wer sich als ewig lebende Seele erfahren hat und in Harmonie mit dem Leben bereit ist, seine Aufgabe zu erfüllen, der, *das ist meine persönliche Überzeugung,* kann keinen Krebs bekommen.

K

Kinderkrankheiten (allgemein)

Die meisten Kinderkrankheiten äußern sich über die Haut. So etwa Windpocken, Röteln, Masern oder Scharlach. Da die Haut unser Kontaktorgan ist, über das wir mit der äußeren Welt in Berührung kommen, zeigt dies, daß das Kind mit einer neuen Lektion des Lebens in Kontakt gekommen ist. Diese Aufgabe wird es letztlich zu einem weiteren Reifeschritt führen, im Augenblick ist das aber noch nicht konfliktfrei möglich. Der Organismus des Kindes stellt sich auf die irdischen Bedingungen ein und entwickelt die notwendigen Abwehrmechanismen.

Kinderkrankheiten sind Anpassungsprozesse an diese Welt. Werden sie durch Impfungen unterdrückt, finden sie nicht statt, und das äußert sich später als Aggression oder Depression, je nach Temperament. Deshalb ist es auch so gefährlich, wenn man Kinderkrankheiten erst als Erwachsener durchmacht, denn wenn die notwendige Anpassung bis dahin nicht erfolgt ist, ist sie wesentlich schwieriger. Kinderkrankheiten sind Chancen zu einem »not-wendigen« Reifeprozeß, der, wenn er auf der einen Ebene unterdrückt wird, auf einer anderen Ebene stattfinden muß. Der äußere Lernprozeß wird notwendig, weil der innere Reifeprozeß nicht stattgefunden hat.

Eltern können ihren Kindern sehr helfen, wenn sie die Erziehung so sehen, wie sie gedacht ist, nämlich dem Kind durch die eigene größere Erfahrung zu helfen, sich zu finden, anzunehmen und zu verwirklichen. In Kenntnis dieser Erfahrung kann dann das Kind seine eigenen, unverzichtbaren Erfahrungen machen und seine Aufgabe erfüllen, diese Welt mit seinem So-Sein mitzugestalten, ohne vorher durch eine falsch verstandene Erziehung verformt worden zu sein.

Was das Kind in dieser Zeit der Belastung braucht, ist besondere Aufmerksamkeit, Geduld und vor allem viel Liebe.

Krampfadern

Krampfadern entstehen durch eine verkrampfte innere Haltung, durch Versteifung auf einen bestimmten Standpunkt und mangelnde Elastizität und Spannkraft. Es fehlt der innere Friede, weil eine Aufgabe nicht angenommen oder eine Situation des Lebens abgelehnt wird. So entstehen Venenklappenerschlaffungen und venöse Stauungen. Der Betroffene ist vielleicht durch eine ungeliebte Tätigkeit überfordert oder vom Leben enttäuscht, was zu einer inneren Schwere und Negativität geführt hat. Diese Fehlhaltung wollen Krampfadern bewußtmachen.

Was zu tun ist

Zunächst einmal sollte man die Situation nicht weiter innerlich ablehnen, sondern als gegeben akzeptieren und angemessen damit umgehen. Dazu gehört auch, daß man seine Reaktionen darauf akzeptiert, sich entspannt und in Ruhe eine Lösung findet und herbeiführt. Meistens braucht man nur seine innere Einstellung zu den Dingen zu ändern, und alles sieht gleich ganz anders aus. Indem man sich entsprechend ändert, wird sich auch der Körper wieder anpassen können. Mit zunehmender Spannkraft und Elastizität verschwinden auch die Krampfadern.

K

Kreislaufstörungen

Der Blutkreislauf symbolisiert den inneren Kreislauf des Menschen, die Aufnahme und Umverteilung von Energie, das Durchdringen des Blutes (des eigenen Wesens) in alle Bereiche des eigenen Seins. Wenn Aktivität bevorsteht, wird der Kreislauf angeregt, und auch bei Aufregungen geht der Puls in die Höhe, um genügend Energie für die geplanten Handlungen bereitzustellen und Abfallstoffe schneller abzutransportieren. Der Kreislauf und die Blutbahnen sind das Leitungssystem unseres »inneren Motors«.

Ein konstant niedriger Blutdruck zeigt, daß unser Motor auf Sparflamme läuft, daß wir nicht genügend Energie für Aktivitäten zur Verfügung haben. Ausgelöst wird dieser Mangel durch den inneren und oft unbewußten Widerwillen gegen bestimmte Aktivitäten und Handlungen, aber auch durch Angst und Mutlosigkeit. Wer keinen Sinn in seinem Leben sieht, wer nicht weiß, warum er überhaupt seine Arbeit verrichtet und welchen wirklichen Nutzen er davon hat, der wird seine innere Energie- und Antriebslosigkeit auch auf das Äußere projizieren. Mit dem niedrigen Blutdruck signalisiert er: »Ich habe keine Lust, etwas zu tun, es hat ja doch keinen Sinn, es bringt ja doch nichts.«

Der typische Morgenkaffee, der die Lebensgeister wekken soll, muß wahre Motivation, Lust und Freude an der Arbeit und am Leben allgemein ersetzen. Erst nachdem dem Körper ein Adrenalinstoß vorgegaukelt wurde, wird der Kaffeetrinker munter.

Diese Angewohnheit ist ein Zeichen für tiefsitzende Abwehr, Widerwillen oder Gleichgültigkeit gegenüber dem Alltäglichen, dem geregelten Tagesablauf. Wer mit Beruf, Freizeit und Familie ohnehin nicht glücklich ist, wer Schwierigkeiten hat, die er nicht lösen, sondern am liebsten verdrängen möchte, der wird erschlagen von der

K

Last des Tages einschlafen und müde und antriebslos wieder erwachen.

Erst, wenn wieder Sinn in die Lebensabläufe kommt, wenn kleine Erfolgserlebnisse erarbeitet werden, kurz: wenn der Mensch wieder aktiv wird und sein Leben in die Hand nimmt, wird sich der Kreislauf der neuen Lebenseinstellung anpassen und ständig bereit sein, das Erwünschte auch verwirklichen zu können.

Periphere Durchblutungsstörungen dagegen zeigen, daß grundsätzlich Aktivität zwar zugelassen wird, daß auch der Wille da ist, etwas im eigenen Leben zu verändern, daß sich das Selbst jedoch vor ganz bestimmten »Bereichen« und Aufgaben des Lebens zurückzieht. Kalte Hände symbolisieren, daß Angst oder Widerwillen vor einer ganz bestimmten Handlung bestehen oder aber, daß der Mensch zwar Freude am Leben hat, sich aber nicht traut, aktiv zu werden, einzu»greifen«, weil er Angst vor möglichen Folgen und Konsequenzen hat.

Durchblutungsstörungen in den Füßen sind ein Zeichen dafür, daß der Mensch sich nicht so recht wohl fühlt an dem Platz, an dem er im Leben steht. Er fühlt sich nicht genügend verwurzelt, er scheut den Kontakt mit diesem Boden. Deshalb zieht er sein Gefühl aus den Füßen heraus. Wer sich wohl an seinem Platz fühlt, wer sich nicht bedroht oder überfordert fühlt, wird Vertrauen zum »Terrain« gewinnen und sich auch gefühlsmäßig seinem Standort nähern.

Ein ständig erhöhter Blutdruck, besonders gut ersichtlich im geröteten Gesicht des Cholerikers, zeigt, daß der innere Motor auf vollen Touren läuft, daß viel Energie bereitgestellt wird, es aber letztlich nicht zur Handlung kommt, weil der Mensch sich beherrscht oder zurückhält. Wer lernt, seine Aggressionen zu verstehen, mit ihnen umzugehen, wer Selbstsicherheit erwirbt, um seine geplanten Handlungen auch gegen äußeren Widerstand durchzusetzen, wer die Angst vor den Folgen seiner

Handlungen losläßt, der wird auch seinen Kreislauf auf ein normales Maß regulieren.

Ein anderer Grund für Bluthochdruck kann sein, daß der Mensch »unter Druck steht«, daß er sich überfordert fühlt, auch versucht, es allen recht zu machen, aber letztlich innere Aggressionen aufbaut. Hier muß man lernen, nein zu sagen und sein Selbstwertgefühl zu stärken, damit man es nicht mehr nötig hat, »Beweise« der eigenen Leistungsfähigkeit zu erbringen.

Der Kreislaufkollaps zeigt, daß das Gleichgewicht des Wesens (Blutes) gestört ist. Der Kreislauf besteht aus einem empfindlichen Zusammenspiel von Anregung und Beruhigung, von Aktivität und Passivität, von Plus und Minus. Es herrscht ein ständiges Gleichgewicht im »Wesen« des Menschen. Durch Schockeinwirkung oder durch die Kleinigkeit, die »das Maß voll macht«, kann dieses innere Gleichgewicht zusammenbrechen. Das komplizierte Zusammenspiel der einzelnen Wesensteile wird durch ein plötzliches Übergewicht einer der beiden Seiten, durch Angst oder eine andere plötzliche starke Energie gestört.

Vorbeugen gegen diesen Zusammenbruch kann man, indem man keine Konflikte unter die Oberfläche des Bewußtseins verdrängt und sich dort anstauen läßt. Wer Situationen sofort bereinigt, wenn Probleme aufgetaucht sind, und wer leidvolle Erfahrungen nicht verdrängt, sondern ihnen wenigstens ins Auge sieht, beugt einem plötzlichen Zusammenbruch vor. Er wird nicht mehr von den Ereignissen überrumpelt. Er hat es auch nicht mehr nötig, durch einen Kreislaufkollaps die Verantwortung für die zu lösenden Probleme von sich schieben. Denn wer in einem solchen Fall aus seiner Ohnmacht erwacht, steht vor dem gleichen Berg von Problemen. Warum also nicht gleich Kraft und Zeit nutzen, um die anstehenden Aufgaben anzupacken und zu lösen!

Kurzsichtigkeit

Kurzsichtigkeit ist ein Ausdruck der Angst vor der Außenwelt. Wer den Tatsachen des Lebens nicht gern in die Augen sieht, der lebt kurzsichtig. So wird er auch kurzsichtig, wenn er nicht lernt, sich den Aufgaben des Lebens zu stellen. Die Kurzsichtigkeit ist zwar besonders häufig in der Jugend, denn dem Jugendlichen fehlt noch der Überblick, die Weitsicht. Er will noch gar nicht in die Zukunft (Ferne) sehen, ihn interessiert nur der Augenblick, und so fehlt ihm auch noch die »Weitsicht«. Doch kann die Kurzsichtigkeit auffällig nach dem zwanzigsten Lebensjahr wieder zurückgehen, in dem Maße vermutlich, wie man an »Weitsicht« gewinnt.
Das Auge wird, wie die meisten anderen Organe, von der Nerventätigkeit des Sympathikus und des Parasympathikus beeinflußt (Sympathikus = autonomes Nervensystem; Parasympathikus = entgegengesetzt wirkender Teil des vegetativen Nervensystems). Kurzsichtige Menschen sind besonders häufig »Parasympathiker« und damit weniger emotional erregbar, duldsamer und ordentlicher. Sie neigen dazu, sich von äußeren Dingen zurückzuziehen, um verstärkt das innere Wachstum zu fördern.

Ein kurzsichtiger Mensch kann nahe Dinge ganz gut sehen, während fernere undeutlich erscheinen. Eine Rolle scheinen Leistungsdruck und Streß zu spielen, aber besonders die Vorliebe für süße und minderwertige Ernährung. Auch Unterernährung spielt eine große Rolle, besonders in den armen Ländern der Dritten Welt.

Häufig findet man bei kurzsichtigen Menschen eine deutlich verengte geistige Einstellung, Furcht vor der Zukunft und Angst oder Abneigung, die volle Verantwortung für das eigene Leben zu übernehmen, meist verbunden mit Schüchternheit und Introversion.

Der Anteil der Kurzsichtigkeit ist bei den Intellektuellen besonders hoch. Man kann daraus schließen, daß

Kurzsichtigkeit auf die betonte »Naharbeit«, hier also auf das Leben, zurückzuführen sei. Es kann jedoch auch umgekehrt der Fall sein, daß ein introvertierter Mensch mehr liest und daher gebildeter ist, wobei die betonte Nahsicht die Kurzsichtigkeit verstärkt.

Der leptosome Typus (schlanker Körperbau mit mageren Gliedmaßen) gilt als anfällig für Kurzsichtigkeit. Bei ihm überwiegen besondere Persönlichkeitsmerkmale wie die Hemmung, Angst oder Aggressionen angemessen zu äußern. Er gilt als introvertiert und selbstorientiert. Auch ist ein besonderes Atemmuster auffällig.

Im Körper des Kurzsichtigen sind Anzeichen dafür zu erkennen, daß früher wiederholte Erlebnisse wie Angst, Erschrecken und familiäre Eindrücke nicht bewältigt und in der Muskulatur abgeblockt und eingefroren wurden. Die Brust ist gewöhnlich flach, um das volle Einatmen zu verhindern, bevor die überwältigenden Gefühle das Innere erreichen. Die hauptsächliche Muskelblockierung beim Kurzsichtigen ist daher nicht in den Augen, sondern im Körper zu finden und blockiert den Energiefluß, bevor er die Augen erreicht. Bleibt diese kontraktive und rezeptive Phase eingefroren, so kann Kurzsichtigkeit die Folge sein.

Kurzsichtigkeit ist daher immer ein Ausdruck einer zu starken Subjektivität. Man sieht alles zu sehr aus der »Froschperspektive«, aus der eigenen Sicht, »durch die eigene Brille«. Dabei soll gerade die Kurzsichtigkeit zwingen, einmal auf sich selbst zu sehen, um das Naheliegende klar zu erkennen. Aber der Kurzsichtige will diese Dinge nicht sehen, und so wird er durch das Symptom gezwungen, einmal sich selbst anzusehen, um zur Selbsterkenntnis zu kommen. Damit ist allerdings nicht gemeint, daß er alles auf sich bezieht, sich in den Mittelpunkt rückt und egozentrisch wird, ohne sich wirklich dabei wahrzunehmen, weil Wahrheit und Wirklichkeit unbequem sind. Kurzsichtigkeit ist immer eine Aufforderung, sich selbst wirklich anzuschauen und wahrzunehmen und daraus die notwendigen Konsequenzen zu ziehen.

Der Kurzsichtige versteht die Aufforderung jedoch meist nicht und zieht sich in sich zurück, ohne sich wahrzunehmen oder auch nur anzuschauen. So wird er eher schüchtern, emotional gehemmt und »vergeistigt«. Er ist schwerer zu erregen und kontrolliert seine Gefühle stärker als andere. Sozial gesehen ist er angepaßter und erwünschter als der Normalsichtige. Entweder vermeidet er Störungen, oder er erträgt sie geduldig, bedeutend länger als üblich, ohne zu klagen.

Ein Völkervergleich zeigt, daß es in China dreimal so viele Kurzsichtige gibt wie Weitsichtige, während in Japan sogar sechsmal mehr Menschen kurzsichtig als weitsichtig sind. Das heißt konkret, daß mehr als 50 Prozent der Japaner kurzsichtig sind. Das ist der höchste Prozentsatz, den man bisher bei einem Volk festgestellt hat, und es wird verständlich, wenn man bedenkt, daß es zur Erziehung des Japaners gehört, seine Gefühle nicht zu zeigen, sondern hinter einem Lächeln zu verbergen, dem anderen nicht zu widersprechen und sich der Gruppe oder der Gemeinschaft anzupassen.

Die Entstehung der Kurzsichtigkeit

Nach jüngsten Untersuchungen tragen 53 Prozent der Bundesbürger ständig und 27 Prozent gelegentlich eine Brille. In den meisten Fällen ist die Kurzsichtigkeit der Grund, und rund 90 Prozent der jugendlichen Brillenträger sind kurzsichtig. Dabei hat sich die Kurzsichtigkeit erst im letzten Jahrhundert so verbreitet, daß man geradezu von einer Epidemie sprechen kann. Was ist der Grund?

Da die Kurzsichtigkeit meist zwischen dem 12. und 16. Lebensjahr auftritt, bietet sich die sogenannte »Nah-arbeitstheorie« an, denn in diesem Alter müssen Jugend-

K

liche in der Schule und daheim viel Naharbeit leisten. Es ist allerdings auch die Zeit der Pubertät, also eine Zeit, in der auch geistig die Sicht in die Nähe gerückt wird, denn es sind wesentliche Umstellungen zu bewältigen. Der Jugendliche erwacht zum Geschlechtsbewußtsein, aber auch zum Gemeinschaftswesen, weshalb er sich in dieser Zeit am liebsten in Gruppen aufhält. Die Natur »will« also, daß er sich verstärkt mit sich selbst beschäftigt, um die notwendige Entwicklung vorzunehmen.

Auffällig ist die Tatsache, daß vor allem Gymnasiasten (35 Prozent) kurzsichtig werden, während die Kurzsichtigkeit bei Hauptschülern entsprechend geringer ist (fünf bis sechs Prozent). Das könnte zu dem Schluß verleiten, daß die Kurzsichtigkeit mit der Bildung zusammenhängt, aber dagegen spricht, daß auch 70 Prozent der Arbeiterinnen in der Textilbranche unter Kurzsichtigkeit leiden, wenn ihre Arbeit ständige Nahsicht erfordert. Diese Erscheinung findet sich auch bei Schriftsetzern. Doch wenn die Naharbeit schuld ist, warum werden dann nicht alle kurzsichtig? Hier müssen wir an das genetische Erbe denken, denn Kurzsichtigkeit kann auch aufgrund einer vererbten Augenanomalie auftreten. Es muß also auch hier nach einem »dispositionellen Faktor« gesucht werden, der wohl die entscheidende Rolle für den Ausbruch des Symptoms spielt.

Wenn man einmal diesen »dispositionellen Faktor« als gegeben annimmt, dann müßte eine Beseitigung oder zumindest Abschwächung dieses Faktors zu einer Verringerung der Kurzsichtigkeit oder gar zu deren Beseitigung führen.

In diese Richtung zielt das »Augentraining«, das ursächlich auf den amerikanischen Augenarzt Dr. Bates zurückgeht, aber inzwischen wesentlich erweitert und verbessert wurde. Bates betrachtet die Kurzsichtigkeit als Konsequenz chronischer Verspannungen der äußeren Augenmuskulatur, was sicher richtig ist. Aber es bleibt dann die Frage: Was verursacht die chronische Verspannung dieser Muskulatur? Um auch die psychologischen Faktoren zu erfassen, beziehen viele Sehtrainer die Atemtherapie und spezielle Formen der Imagination in ihre Therapie mit ein. In meiner eigenen Praxis hat sich vor allem die Anwendung von Reinkarnationstechniken bewährt, weil immer wieder unmittelbar nach einer Rückführung, bei der die Sehschwäche gar nicht angesprochen wurde, Sehschwächen verschwanden oder doch verbessert wurden. Offensichtlich wird hierbei eine »andere Sicht der Dinge« erreicht, was sich unmittelbar auch auf die Augen auswirkt.

Einen Nachteil haben alle diese Therapien: Sie setzen erst ein, wenn die Fehlsicht bereits vorliegt. Viel wichtiger aber wäre, diese »Fehlsicht« der Dinge gar nicht erst aufkommen zu lassen, indem die geistig-seelische Haltung rechtzeitig beeinflußt wird. Das könnte durch ein möglichst angstfreies Leben oder eine sofortige Bearbeitung und Auflösung der Angst erreicht werden. Dies bedeutet Psychohygiene und die Vermittlung einer allgemeinen Lebensphilosophie schon beim Jugendlichen, damit Verkrampfungen gar nicht erst aufkommen oder ihnen doch frühzeitig entgegengewirkt werden kann.

L

Lähmung (allgemein)

Eine Lähmung zeigt eine tiefsitzende Angst, die oft aus einem nicht gelösten Schock entstanden ist. Es kann die Angst vor Verantwortung sein und sei es nur die Verantwortung, für sich selbst zu sorgen. Diese Angst führt zunächst zu einer geistig-seelischen Unbeweglichkeit, und wenn sie dort nicht aufgelöst wird, kann sie zur Lähmung führen. Auch hierbei ist wieder die Botschaft des Körpers zu beachten. Welcher Teil des Körpers gelähmt ist, sagt etwas über das bestehende Problem aus. So sollte man sich seiner Angst stellen, ihr auf den Grund gehen und sie auflösen, denn das Leben will, daß wir geistig, seelisch und körperlich beweglich sind.

Eine Lähmung zeigt aber auch, daß ich mich in meinem So-Sein nicht zulasse, mir keinen Bewegungsspielraum gebe. Um die Ursache zu erkennen, ist zu beachten, wo ich gelähmt bin und was diese Botschaft in der Körpersprache bedeutet.

Eine Gesichtslähmung etwa zeigt, daß ich einen Teil meines Lebens nicht konfrontiere. Ist ein Bein gelähmt, zeigt dies, daß ich einen »not-wendigen« Schritt nicht tue. Ist eine ganze Körperseite gelähmt, ist eine Hälfte meines Seins bewegungslos geworden. (Ist es die rechte Seite, dann geht es um das äußere Tun, ist es die linke Seite, dann handelt es sich um mein Inneres, meine Gefühle, die ich blockiere).

Immer aber ist eine Lähmung eine Aufforderung, sich in seinem So-Sein zuzulassen, und zwar in allen Aspekten. Das erfordert Kraft, Stärke und Mut, zu seinem ganzen Sein zu stehen, sich zu bejahen, auch wenn das in den eigenen Augen oder in den Augen der anderen unvollkommen oder falsch erscheinen mag. Was immer man ist, wenn es Teil der eigenen Wirklichkeit ist, sollte man es auch leben, denn wenn sich die innere Wirklichkeit nicht auswirken kann, erzeugt sie einen inneren

Druck, der letztlich dazu zwingt, die eigene Wirklichkeit zum »Aus-Druck« kommen zu lassen.

Würde der Baum es für schlecht halten, Früchte hervorzubringen und diese zurückhalten, würde er zunächst in Disharmonie mit seinem Sein geraten und letztlich an der zurückgehaltenen Energie eingehen. Bringt er aber die Früchte hervor, werden sie reif und fallen ganz von selbst ab, weil das Leben frei fließen kann. So macht auch eine Lähmung aufmerksam auf eine Blockade, und indem ich sie auflöse, kann das Leben sich wieder frei entfalten.

L

Leistenbruch

Der Leistenbruch zeigt, daß ich einem Druck, einer Belastung nicht mehr gewachsen bin. Er kann aber auch ein Hinweis darauf sein, daß etwas Altes, Überholtes in mir zerbrochen ist. Mitunter beinhaltet ein Leistenbruch sogar einen Hinweis auf Überheblichkeit oder ein Zeichen für einen Hang zur Selbstbestrafung.

Wie dem auch sei, immer ist ein »Bruch« eine Aufforderung, einen Druck aufzulösen. Das kann auch dadurch geschehen, daß man eine andere Einstellung zu den Dingen entwickelt. Die schöpferische Kraft ist in die falsche Bahn geraten, und man muß sich neu ausrichten, einmal über sein Leben nachdenken, eine Antwort finden auf die wesentlichen Fragen, wie etwa den Sinn seines Lebens, seiner »Auf-Gabe«. Man sollte prüfen, inwiefern man vielleicht seinen Lebensweg korrigieren sollte.

Magenschleimhautentzündung (Gastritis)

Ganz gleich, ob wir ungeeignete Nahrung oder »unverdauliche Gefühle« schlucken, immer reagiert der Magen mit der Ausschüttung von Säure. Da die Magensäure zur Verdauung von Ärger, Wut, Angst, Aggressionen und ähnlichem nicht geeignet ist, wird der »arme Schlucker« sauer, seine Aggressionen richten sich gegen ihn selbst. Die Übersäuerung des Magens zeigt also, wie »sauer« man bereits geworden ist.

Chronische oder akute Gastritis kann zum Beispiel die Folge sein von:

- zu hektischer Lebensweise. Wer sich mit zu vielen verschiedenen Informationen füttert, wer geistig zu häufig »umschalten« muß, von einem zum anderen Termin hetzt und nie zur Ruhe kommt, wird letztlich, wenn er auf diesem Gebiet »empfindlich reagiert«, »gereizt« sein!
- »unverträglichen Speisen«. Wer sich also mit Situationen konfrontiert sieht, mit denen er nicht zurechtkommt, mit Informationen, die ihm »schwer im Magen liegen« oder wer sich ständig von seiner Umgebung unter Druck gesetzt oder gereizt fühlt, dessen Magen wird ebenfalls empfindlich reagieren.
- zu heißen oder zu kalten Speisen. Symbolisch übersetzt heißt das, man hat sich mit extremen Situationen auseinandergesetzt. Wer aber sich oder sein Aufnahmevermögen überschätzt, braucht anschließend Ruhe, um das Bisherige zu verdauen. Daher beinhaltet die Therapie bei Gastritis auch Schonkost und das Meiden von »reizenden« Auslösern!

M

Was zu tun ist

Der Magenkranke muß lernen, sich seine Gefühle bewußtzumachen und Konflikte bewußt zu verarbeiten. Er muß lernen, mit seinen Eindrücken fertig zu werden, damit sie nicht ihn »fertig« machen. Er muß lernen, sein Nichteinverstandensein, seine Aggression zu »äußern« und so Konflikte nicht zu schlucken und aufzustauen, sondern zu lösen. Sein Magenprobleme werden in dem Maße verschwinden, in dem er diese Ratschläge befolgt.

Magersucht

M

Die Magersucht tritt hauptsächlich zu Beginn der weiblichen Pubertät auf, nämlich dann, wenn sich das heranreifende Mädchen mit seiner neuen Rolle als geschlechtliches Wesen anfreunden muß. Nicht zu essen, soll symbolisch diese Entwicklung verhindern. Magersüchtige haben ein überzogenes Ideal von Reinheit, Vergeistigung, Schwerelosigkeit, dem Loswerden von Körperlichkeit und dem »Tierischen«, von Geschlechtslosigkeit und letztlich von der »Entmaterialisierung«.

Essen wird als Akt verstanden, der das Unreine, das Körperliche und letztlich auch das Sexuelle »nährt« und wird deshalb abgelehnt. Die Magersüchtige fürchtet sich vor den Rundungen, die sie als Frau ausweisen würden. Deswegen gehen mit fast allen Magersuchterkrankungen Menstruationsbeschwerden oder das völlige Ausbleiben der Regel einher.

Äußerlich hält sich die Magersüchtige von allem Körperlichen fern, sie liebt die Einsamkeit und Zurückgezogenheit und hat Angst vor körperlicher Nähe. Daher hat sie auch Schwierigkeiten, am gemeinsamen Essen teilzunehmen, auch, wenn sie ohnehin nichts ißt. Allein die menschliche Nähe, die ein gemeinsames Ritual verursacht, ist ihr unangenehm.

Das spärliche Essen, das die Magersüchtige sich gönnt, tendiert in der Geschmacksrichtung oft zum Sauren, dem Gegenteil des »Süßen«! Auch hier sehen wir die übermäßige Ablehnung des Körpers, des Genusses, der Lust. Doch hinter dieser absoluten Ablehnung steht der übergroße Drang nach dem, was so vehement abgelehnt wird: nach Zuwendung, körperlicher Nähe, nach Lust und »süßen Gefühlen«, nach sinnlichem Genuß. Diese Gier zeigt sich im Geheimen, wenn die Magersüchtige gelegentlich wahllos Unmengen von Nahrung zu sich nimmt und diese hinterher natürlich sofort wieder erbricht.

Der Heißhunger nach dem gefürchteten »Körperlichen« läßt sich nicht ständig verdrängen, aber die Folgen dieser Schwäche werden hinterher beseitigt, so daß die Patientin weder sich selbst noch der Umwelt ihre »Schwäche« eingestehen braucht.

Diese neurotische Einstellung zu den eigenen Bedürfnissen entwickelt sich vorwiegend in Familien mit einer negativen Grundeinstellung. Eine betont puritanische Einstellung kann dazu führen, ein dominierender oder jähzorniger Vater, manchmal aber auch eine alles bestimmende Mutter oder Großmutter, manchmal sogar eine »konkurrierende« Schwester, gegen die man glaubt, keine Chance zu haben.

Bedingt durch diese Umstände entsteht eine tiefverwurzelte Ablehnung jeder Beziehung und Bindung und daraus resultierend eine Ablehnung des Sexuellen überhaupt. Die meist hohe Intelligenz der Magersüchtigen führt dazu, daß die Kranke nach außen häufig gefügig ist, innerlich aber ihre Ziele eigensinnig bis fanatisch verfolgt.

Hinter der Magersucht steht ein durchaus edles Motiv, daß jedoch mit den falschen Mitteln angestrebt wird. Die Magersüchtige verdrängt ihre Gier, ihren Lebenshunger und stärkt ihn dadurch. Richtiger wäre es, sich seine Bedürfnisse einzugestehen, ihnen auch nachzugeben, um über sie hinauszuwachsen.

So muß die Magersüchtige zunächst lernen, sich zu akzeptieren, als körperliches und geschlechtliches Wesen anzunehmen. Erst wenn die Patientin ihre Bedürfnisse anschaut und sich selbst zugesteht, sie auch auszuleben, wird sich auch das Eßverhalten normalisieren.

Magersüchtig sein heißt, ein hohes Ideal zu haben, frei sein zu wollen von allem scheinbar Schlechten, Niederen, Körperlichen. Dieses Ideal kommt aus der unbewußten Erinnerung an sich als reines und vollkommenes geistiges Wesen, und so lehnt man sich in seinem »Erdendasein«

ab, empfindet sich und alles Körperliche als schlecht, das man loswerden oder doch möglichst reduzieren möchte auf das geringst mögliche Maß. Man will wieder sein, was man in Wirklichkeit ist, ein reines geistiges Wesen.

Unsere Aufgabe aber ist es, unser geistiges Wesen in die Körperlichkeit zu bringen. Lehnt man seine Körperlichkeit ab, lebt man an seiner Aufgabe vorbei. Da man das innere Wissen um seine Geistigkeit in sich trägt, hat man Sehnsucht danach und möchte sich am liebsten nur geistig ernähren, möchte mit Körper, Gewicht, Essen und Sexualität nicht in Berührung geraten.

Es ist aber wichtig zu erkennen, daß auch die Materie ein gleichwertiger Teil der Schöpfung ist. Man sollte sich also nicht zurückziehen, sondern seine Aufgabe erkennen, annehmen und erfüllen. Denn wer nur seine Ideale lebt, verleugnet die innere Wirklichkeit. »Heil« werden kann man nur, wenn man aufhört, Ideale und Maßstäbe zu erfüllen und Vorstellungen zu leben und der Welt das beste gibt, was man zu geben hat – sich selbst. Indem man anfängt, sich zuzulassen, wie man wirklich ist, hat man den ersten Schritt zur Gesundheit getan, kann dieses innere Heilsein sich von Tag zu Tag mehr auch im Außen manifestieren, denn nur in einem gesunden Körper kann ein gesunder Geist leben und Erfüllung finden.

M Mandelentzündung

Eine Mandelentzündung zeigt, daß ich das Gefühl habe, durch etwas Belastendes, das ich schlucken muß oder bisher geschluckt habe, verunreinigt zu werden. Ich will es nicht länger schlucken, hinnehmen, kann es nicht länger akzeptieren. Es ist ein starker, akuter und bisher unterdrückter Konflikt, der mir zu schaffen macht.

Mandelentzündung kann auch entstehen, wenn man glaubt, etwas sagen zu müssen oder zu wollen, es aber nicht kann oder sich nicht traut und es runterschluckt. Die Mandeln wirken wie ein Filter, der das Falsche absorbiert, und dieser Filter wird überlastet, wenn man vieles als falsch bewertet, das von innen zum Ausdruck kommen möchte. Das gleiche gilt, wenn man etwas nicht reinläßt, weil man es als negativ bewertet.

Die Mandeln entzünden sich auch, wenn man sich unverstanden fühlt und etwas »Not-wendiges« nicht sagt, weil es subjektiv doch keinen Sinn hat. Immer aber sollte man versuchen, die Wirklichkeit hinter dem Schein zu erkennen. Unsere Aufgabe ist es, unser So-Sein, unsere Einmaligkeit und Andersartigkeit zum »Aus-Druck« zu bringen. Die Mandelentzündung als Erinnerung daran ist dann nicht mehr notwendig.

Menstruationsbeschwerden

Menstruationsbeschwerden können auf eine innere Ablehnung des Frauseins hindeuten. Diese Ablehnung betrifft entweder die gesellschaftliche Rolle und den Status der Frau oder aber die (künftige) Mutterrolle.

In einem anderen Fall wünscht sich eine Frau vielleicht sehnlichst ein Kind, weiß aber, daß ihre Lebensumstände oder die Ablehnung des Partners eine Schwangerschaft nicht zulassen. In diesem Fall wird der Frau durch die Menstruation jedesmal wieder eine »verpaßte Gelegenheit« bewußt, die in ihr Enttäuschung hervorruft! Sie leidet dann auch körperlich unter dieser »verpaßten Gelegenheit«.

Menstruationsbeschwerden zeigen also die mangelnde Bereitschaft für das Neue, die eigentliche Aufgabe. Die Zeit ist zwar reif, aber man ist noch nicht bereit dafür, wehrt sich noch dagegen, erwachsen zu werden. Aber unsere Aufgabe ist es, ständig bereit zu sein, damit Neues durch die eigene Persönlichkeit geschehen, in Erscheinung treten kann. Dementsprechend schmerzt es, wenn man an einem erreichten Stadium festhalten will, wenn das Mädchen nicht zur Frau werden will. Sich zu entwickeln heißt natürlich auch, Verantwortung für sich zu übernehmen, den Fluß des Lebens nicht länger zu behindern.

Die Schmerzen sind eine Aufforderung, seine Entwicklung geschehen zu lassen, die Enge des Bewußtseins, die sich als Angst äußert, aufzulösen, endlich erwachsen zu werden und nicht nur älter. Das heißt auch, geistig bereit zu sein, sich freudig darauf einzulassen, daß ständig Neues in das eigene Leben tritt oder durch die eigene Persönlichkeit zum Ausdruck kommt.

Menstruationsbeschwerden sind eine Aufforderung, mehr »aus dem Bauch« zu leben, sich nicht an Gedanken oder Vorstellungen zu orientieren, sondern ja zu sagen zum Leben, so wie es ist.

M

Menstruationsbeschwerden bedeuten also eine unmißverständliche Aufforderung, ja zu sagen zu seiner Weiblichkeit und damit zu seiner speziellen Aufgabe, seiner speziellen Herausforderung.

Man sollte nicht mehr seine Vorstellung von sich leben, sondern sich selbst, man sollte nicht stehenbleiben, sondern den Weg genießen.

»Menstruationsbeschwerden« siehe auch »Regelstörungen«.

Minderwertigkeitsgefühle

Minderwertigkeitsgefühle sind Gefühle, die einen glauben lassen »So wie ich bin, bin ich nicht liebenswert!« Da man aber geliebt werden will, weil man sich selbst nicht liebt, versucht man sich liebenswerter zu machen. Man gehorcht, ist fleißig, wird immer klüger und tüchtiger, vielleicht sogar reich und berühmt. Alles im Leben hat sich geändert, nur nicht die Minderwertigkeitsgefühle.

Man denkt »Die Menschen mögen mich so, aber lieben sie mich wirklich? Und wenn ja, lieben sie mich nicht nur wegen meiner Fähigkeiten, meines Reichtums?« Man muß erkennen, daß man auf diese Weise seine Minderwertigkeitsgefühle nicht auflösen kann, sondern sich im Gegenteil sogar den Weg zur echten Liebe noch mehr verbaut.

Was zu tun ist

Man muß sich also rechtzeitig mit seinen Minderwertigkeitsgefühlen auseinandersetzen, sich bewußtmachen, wer man wirklich ist. Es gibt einen einfachen Weg, geliebt zu werden – indem man anfängt zu lieben. Jeder Bauer weiß, daß er nur ernten kann, was er gesät hat. Also sollte man bewußt die zwei Schritte gehen, die einen der Lösung näher bringen.

1. Ich mache mir mein Selbstbild bewußt und schaffe ein positives Bild von mir selbst, so daß ich mich selbst lieben kann. Ich nehme mich bedingungslos so an, wie ich bin.

2. Ich fange an, Liebe zu geben, wo immer mir das möglich ist, ohne mich darum zu kümmern, was ich zurückerhalte, denn Liebe ist kein Tauschgeschäft. Ich werde mehr und mehr ein wahrhaft Liebender, und das macht mich so liebenswert, daß ich von der Um-

welt geliebt werde, obwohl ich es jetzt nicht mehr brauche, denn ich gebe mir selbst auch die Liebe, die ich mir immer vorenthalten habe. Dann ist auch kein Platz mehr für Minderwertigkeitsgefühle, sie sind verschwunden.

Multiple Sklerose (MS)

M

Medizinisch gesehen liegen die Ursachen der Multiplen Sklerose (= MS) noch im Dunkeln. Bei einem Gespräch mit dem Patienten wird die Problematik jedoch schnell offensichtlich. Es handelt sich um *Isolation durch Verhärtung.*

Äußerlich zeigt sich bereits im Anfangsstadium der Krankheit eingeschränkte Bewegungsfreiheit, Starrheit des Körpers und Unsicherheit in den Muskeln. Auch innerlich finden wir, oft schon nach kurzer Zeit, diese Starrheit beim Patienten. Er beharrt unbeweglich und unverrückbar auf seinem Standpunkt, läßt bei bestimmten Themen nicht mehr mit sich reden und zeigt sich absolut uneinsichtig. Oftmals ist es der Kranke, der in der Familie durch seinen Dominanzanspruch »den Ton angibt«, teilweise, indem er die Krankheit als Druckmittel benutzt. Doch erst die innere Festigkeit in den Ansichten und Meinungen, das »Nicht-nachgeben-Können« läßt auch den Körper steif werden, so daß dieser feinen Impulsen nicht mehr »nachgeben« kann, inflexibel wird!

Wir können zwei verschiedene Typen von MS-Kranken unterscheiden: Den »harten« Typus, der nach außen hin sofort erkennbar Härte und »innere Stärke« zeigt, oft zynisch ist, bei vielen Themen nicht mit sich reden läßt und einfach »abschaltet«. Bei diesem Patienten herrscht eine bestimmte Grundhaltung vor, ein in sich abgeschlossenes Weltbild, das unangreifbar und doch falsch ist. Bei diesem Typus wird sich auch immer eine gehörige Portion Gefühllosigkeit, Kälte oder Berechnung finden.

Der zweite Typus scheint das genaue Gegenteil vom ersten Typus zu sein: offen, herzlich, zu jedermann freundlich und nachgiebig – wie es scheint! Doch auch er hat Bereiche, die bewußt oder unbewußt unberührt bleiben. Über einen bestimmten Bereich seines Lebens besitzt er eine unverrückbare, abgeschlossene Meinung, die jedoch mit der Wirklichkeit kollidiert.

Auch hier läßt sich dieser Themenbereich im Gespräch herausfinden, indem verschiedene Reizworte diskutiert werden wie etwa Familie, Partnerschaft, Sexualität, Konventionen, Kindererziehung und ähnliches.

Die Multiple Sklerose läßt, rein medizinisch gesehen, tote Inseln im Rückenmark entstehen. Diese Schäden müssen als irreparabel angesehen werden. Jedoch läßt sich durch eine Einsicht des Patienten in seine starre Geisteshaltung und durch eine Änderung seines Verhaltens die Krankheit verlangsamen oder gar aufhalten, so daß keine der bekannten Krankheitsschübe mehr auftreten.

Die Multiple Sklerose läßt schmerzhaft sichtbar werden, daß es Bereiche des eigenen Seins gibt, die man nicht leben läßt, weil man sie verurteilt, weil man so nicht sein will. Daraus ergibt sich klar die Aufgabe, nicht mehr zu urteilen oder gar zu verurteilen, keinen Bereich des Seins mehr abzulehnen, sondern die Einmaligkeit und Vielfalt des Seins zu leben und nicht nur seine guten Seiten zum Ausdruck bringen zu wollen. Wenn es nichts mehr gibt, das man an seiner Persönlichkeit ablehnt und nicht leben lassen will, befindet man sich auf dem Weg zur Gesundheit.

Muskelkrämpfe

Leben ist ein ständiger Fluß und Austausch von Energie, ein Werden und Vergehen, ein konstanter Auf- und Abbau. Im Idealfall sollten alle Bereiche unseres Lebens, aber auch alle Teile unseres Körpers gleichmäßig mit Energie versorgt werden.

Wenn wir aber bestimmte Handlungen, »Haltungen« oder Einstellungen anderen vorziehen, uns immer nur auf eine Seite konzentrieren, immer wieder die gleiche »Haltung« einnehmen oder uns auf bestimmte Meinungen und Einstellungen »versteifen«, werden wir auch körperlich steif! Bekommt ein Muskel die Dauerinformation, sich zusammenzuziehen, wird er bald wegen Überlastung handlungs- und wandlungsunfähig. Wenn wir »krampfhaft« versuchen, unser vorgefaßtes Ziel zu erreichen, ohne uns zu fragen, ob der Weg, den wir eingeschlagen haben, nicht vielleicht korrekturbedürftig ist, verhalten wir uns lebensunrichtig. Denn der natürliche Weg des Lebens ist ein ständiges Rückfragen (Feedback) und Neuorientieren, um sich den Gegebenheiten anzupassen.

Was zu tun ist

Wer häufig unter Muskelkrämpfen leidet, muß sich fragen, ob seine Lebenshaltung in bestimmten Bereichen nicht vielleicht zu einseitig, störrisch oder verkrampft ist. Wer mit aller Gewalt und zuviel Ehrgeiz an seinen Zielen arbeitet, muß zu einer besseren Organisation seiner Arbeit finden. Wer sich täglich nur widerwillig an seine Arbeit setzt, sich »zusammenreißen« muß, um sein Soll zu erfüllen, sollte versuchen, den Grund seiner Unzufriedenheit und inneren Verkrampfung zu finden. Eventuell sollte der Beruf gewechselt werden, vielleicht ist auch eine Aussprache mit dem Lebenspartner oder dem Vorgesetzten dringend nötig. Vielleicht muß der eigene Ehrgeiz

M

zurückgeschraubt werden, oder die eigentliche Aufgabe lautet, Geduld zu üben. Die Ursachen können sehr vielfältig sein, lassen sich aber in Verbindung mit dem Auftreten der Krämpfe herausfinden.

Muskelschwund

Beim Muskelschwund verkümmern die Muskeln des Körpers, der Mensch wird schwach und handlungsunfähig.

Der Körper zeigt mit dem Muskelschwund an, daß der Mensch seine natürliche Handlungsfähigkeit dadurch verliert, daß er von seinen Muskeln keinen Gebrauch macht, sich nicht bewegt, sich also nicht verändert. Der Körper spiegelt wider, daß der Mensch seine Aufgaben nicht angeht, sich weigert, seine Probleme zu lösen, sich tot stellt.

Muskelstarre bekommt der, der wiederholt das Falsche tut, ohne die Mahnung des Schicksals zu beachten. Er versteift sich auf eine bestimmte Haltung. Muskelschwund dagegen zeigt, daß der Mensch sich vollkommen »bewegungslos« verhält, so als bestünden das Problem oder die Aufgaben gar nicht. Wer körperlich seine Muskeln nicht benutzt (Beispiel: eingegipster Arm), der verursacht, daß sie sich zurückentwickeln, weil kein Bewegungsreiz den Muskel mehr erreicht. Auch unsere »inneren Muskeln« verkümmern, wenn wir uns weigern, sie zu benutzen, wenn wir unsere inneren Kräfte nicht trainieren.

Der am Muskelschwund Erkrankte muß lernen, aktiv zu werden, sein Leben in die Hand zu nehmen, seine eventuellen Ängste vor einem Mißerfolg oder vor den Konsequenzen seiner Handlungen zu überwinden.

N

Nachtblindheit

Wer nachtblind ist, sollte sich fragen, wo und wann er nicht in der Lage ist, Dinge »in einem anderen Licht zu sehen«. Wer seine Meinung auf nur eine Sichtweise stützt, wer nicht in der Lage ist, sich den veränderten Verhältnissen (Nacht) anzupassen, wird unter Nachtblindheit leiden. Nachts ist nur wenig Licht vorhanden, es gibt also im übertragenen Sinne nur wenig Anhaltspunkte zur Unterscheidung der Dinge. »Nachts sind alle Katzen grau« sagt man, und doch unterscheiden sich Katzen voneinander; wenn es Tag geworden ist, ist das ganz offensichtlich. Nachtblind zu sein bedeutet also auch, Dinge, die sich in Einzelheiten voneinander unterscheiden, die im »jeweiligen Licht« gesehen werden müssen, in einen Topf zu werfen, obwohl sie eigentlich differenzierter beurteilt werden müßten. Der Nachtblinde muß sich um Toleranz und Objektivität bemühen und weniger auf einer einmal gefaßten Meinung beharren.

(Siehe auch »Schwerhörigkeit«.)

Was zu tun ist

Nachtblindheit ist eine Aufforderung, die Sicht der Dinge zu ändern und bereit zu sein, auch »ins Dunkle« zu schauen aus der Erkenntnis, daß zur Vollkommenheit alles gehört. Der Nachtblinde muß lernen, seine Augen für alle Dinge des Lebens zu öffnen und bereit zu sein, jeden Teil der Wirklichkeit anzuschauen.

Nackenbeschwerden (allgemein)

N

Nackenbeschwerden sind meist mit einer gewissen Unbeweglichkeit verbunden, so daß man nur in eine Richtung sehen kann. Sie sind also ein Hinweis darauf, daß man die Dinge wieder von allen Seiten betrachten sollte, auch wenn es schmerzt. Sie stellen eine Aufforderung dar, nicht so hartnäckig zu sein, sondern toleranter und auch geduldiger zu werden. Statt Eigensinn und Starrsinn sollte man seine geistige Beweglichkeit fördern und die Meinung der anderen achten.

In dem Maße, wie man geistig-seelisch wieder beweglich wird, verschwinden auch die Nackenbeschwerden. Denn der Körper ist nur ein Spiegel, der mir meine sonst unsichtbare geistige Haltung schmerzhaft bewußtmacht. Ein Spiegel kann nur das wiederspiegeln, was da ist, wenn nichts da ist, kann sich auch nichts spiegeln.

N

Nägelkauen

Nägelkauen tritt zwar meist bei Kindern auf, kann aber auch bei Erwachsenen vorkommen. Das Kauen ist ein äußerer Ausdruck innerer Spannungen und Aggressionen gegen die Außenwelt. Aggressive Impulse (Ärger, Wut, Zorn) wegen tatsächlich oder vermeintlich ungerechter Behandlung durch Autoritätspersonen (Vater, Mutter, Lehrer, Chef oder ältere Geschwister) müssen unterdrückt werden. Man möchte zwar am liebsten zurückschlagen, aber man traut sich nicht.

Also richtet sich als Folge der ungelösten Auseinandersetzung mit der Umwelt die angestaute Aggressionsenergie auf ein Ersatzobjekt, die eigenen Nägel. Man darf »seine Krallen« nicht zeigen, also entschärft man symbolisch seine Waffen, weil man sich nicht in der Lage sieht, sich wirklich zu wehren, seinem Unmut Luft zu machen und seine Bedürfnisse durchzusetzen. In Wirklichkeit fehlt es einem an Selbstvertrauen. Man bräuchte mehr Raum, in dem man seine Kräfte ohne Schuldgefühle oder Angst vor Strafe entfalten kann. Die Sicherheit und das Selbstvertrauen sollten gestärkt werden.

Wenn man sich traut, sich angemessen zu äußern, verschwindet der Drang, an seinen Nägeln zu kauen, von selbst.

Nervosität

N

Nervosität kann mehrere Ursachen haben:

1. Das innere sichere Wissen, daß man selbst aufgefordert ist, bestimmte Handlungen auszuführen und Konsequenzen zu ziehen, vor denen man jedoch gerne flüchten möchte, kann erhöhte Nervosität auslösen. Wer eine bessere Erkenntnis um der Bequemlichkeit willen verdrängt oder weil er dem Willen eines anderen nicht entgegenkommen will (vielleicht aus Trotz), wird sich innerlich aufgewühlt fühlen, weil verschiedene Energien gegeneinander ausgespielt werden.

2. Auch Angst kann ein Auslöser für Nervosität sein. Wer Angst vor einer bestimmten Situation oder einer bestimmten Aufgabe hat, diese Aufgabe also nicht erfüllen will und die entsprechende Situation meidet, wird wahrscheinlich »nervös« werden, weil er unbewußt ständig das Eintreten dieser Situation erwartet. Solche Situationen können sein:
   - unbewußte oder unausgesprochene Konflikte mit einem Partner,
   - ein immer wieder verschobener Arztbesuch,
   - die nächste, gefürchtete Fahrstunde und ähnliches mehr.

3. Falsche Ernährung kann die Ursache für akute Nervosität sein. Wer übermäßig Zucker, Kaffee oder Tee zu sich nimmt, kann sich im Anschluß daran durch die erhöhte Aktivierung des Stoffwechsels nervös fühlen.

Der Nervöse braucht nicht ein Medikament zur Ruhigstellung, sondern eine neue, positive Einstellung zum Leben, zu Problemen und Aufgaben. Der nervöse Manager muß lernen, daß es keineswegs richtig ist, »besser alles selbst zu machen, damit es etwas Vernünftiges wird«.

Die nervöse Mutter muß lernen, daß es für ihr Kind durchaus auch hilfreich sein kann, sich einmal weh zu tun. Wenn sie ständig ängstlich über ihren Sprößling wacht, tut sie damit sich und dem Kind keinen Gefallen. Ihr übermäßiger Beschützerdrang ist hier das eigentliche Problem.

Der nervöse Angestellte muß es als sein Recht anerkennen, noch Fehler zu machen, beim Kundengespräch noch die falschen Formulierungen zu benutzen oder sich auf der Schreibmaschine zu vertippen. Überzogener Ehrgeiz, die eigene Unschuld oder die Angst vor Kritik stellen in diesem Fall die eigentlichen Probleme dar, nicht die als logische Konsequenz auftretende Nervosität. Die Gründe für Nervosität sind so zahlreich, wie das Leben selbst und müssen in einer individuellen Persönlichkeitsbilanz herausgefunden werden.

Immer aber zeigt Nervosität einen inneren Druck, der entsteht, weil etwas nicht so ist, wie man es haben möchte. Sie demonstriert einen Mangel an innerer Ruhe und Gelassenheit, die aus dem Wunsch entsteht, mehr zu leisten als man schafft und der Angst, seinem hohen inneren Maßstab nicht zu genügen. Nervosität ist die Angst zu versagen – besonders, wenn man versucht, allen Ansprüchen zu genügen, die an einen gestellt werden. Aber warum sollte man das überhaupt versuchen? Es kann doch nicht unsere Lebensaufgabe sein, die Erwartungen der Umwelt zu erfüllen! Doch auch man selbst kann ein hohes Ideal haben, dem man kaum genügen kann. Dieses Ideal setzt einen ständig unter Druck. Doch niemand kann von einem mehr verlangen, als daß man sein Bestes gibt, und so sollte man auch nicht selbst mehr von sich verlangen, sondern freudig sein Bestes geben und nicht mehr anders sein wollen, als man ist. Sobald man zu seinem So-Sein steht und nicht mehr perfekt sein will, verschwindet die innere Unruhe und Nervosität und macht einer wohltuenden Gelassenheit Platz.

Ohnmacht

In dem Wort Ohnmacht ist bereits deutlich die Bedeutung des Wortes enthalten: »ohne Macht«. Wer häufig ohnmächtig wird, der zeigt damit, daß er sich »ohnmächtig« und den Dingen ausgeliefert fühlt. Wer von einer unangenehmen Situation betroffen ist, während er gleichzeitig das Gefühl hat, die bestehende Spannung nicht lösen zu können und auch der Situation oder dem Problem nicht ausweichen zu können, wird zur Ohnmacht neigen. Er drückt damit aus: »Seht her, ich kann gar nichts tun, ich bin hilflos!«

Ohnmacht kann auch eine Flucht in die Verantwortungslosigkeit sein. Wer ohnmächtig ist, kann nicht belangt werden, zu nichts aufgefordert werden. Eine Ohnmacht bietet also die Möglichkeit, sich einer Sache zu entziehen.

O

Ohrenschmerzen (zum Beispiel Mittelohrentzündung – otitis media)

Ohrenschmerzen zeigen wie alle akuten Entzündungen einen ungelebten inneren Konflikt an. Es schmerzt einen, etwas anhören zu müssen. Man »kann das nicht mehr hören«. Oder auch: Man würde lieber etwas anderes hören. Ohrenschmerzen haben etwas mit »Gehorsam« zu tun, man hört nicht auf die leise Stimme seines Gewissens, sondern zuviel auf die Meinung anderer. Ohrenschmerzen hat der, der zuviel auf fremde Wünsche und Erwartungen hört und tut, was andere wollen und so nach deren Vorstellungen lebt, anstatt sich selbst zu verwirklichen. Wer aber auf Dauer nicht auf sich selbst hört, der darf sich nicht wundern, wenn ihm eines Tages Hören und Sehen vergeht.

Ohrenschmerzen sind also eine Erinnerung, mehr nach innen zu hören, auf die innere Stimme, den Urton der Schöpfung in sich zu achten. Denn stimmt das eigene Verhalten damit nicht überein, entsteht eine Dissonanz, die als Disharmonie im Leben in Erscheinung tritt. Hört man aber auf seine innere Stimme und folgt ihr, steht man in der Harmonie mit dem Sein und braucht Ohrenschmerzen nicht mehr zur Erinnerung an gesündere Verhaltensweisen.

Ordnungsliebe (übertriebene)

Wer in seiner Wohnung übertriebene Ordnung hält, tut dies sicherlich aus Unsicherheit. Er weiß unbewußt, daß sein inneres Gleichgewicht auf wackeligen Beinen steht, und daß bereits ein wenig Unordnung genügt, ihn vollends durcheinanderzubringen. Auch wer der Umwelt demonstrieren möchte, was für eine rechtschaffene und propere Person er doch ist, wird dies durch Ordnung und Sauberkeit zu belegen versuchen.

Hinter übertriebener Ordnungsliebe steht entweder der Wunsch nach Anerkennung durch Leistung oder aber das unbewußte Wissen darüber, daß die Innenwelt nicht so ordentlich ist, wie sie scheint!

P Parkinsonsche Krankheit

Wenn wir einen an der Parkinsonschen Krankheit Leidenden beobachten, haben wir den Eindruck, er werde von zwei gegensätzlichen Kräften hin- und hergeschüttelt.

Diese Krankheit tritt in der Tat auf, wenn ein Mensch innerlich zwischen zwei verschiedenen Eindrücken oder Interessen hin- und hergerissen ist. Auf der einen Seite möchte der Kranke etwas ganz Bestimmtes unternehmen, auf der anderen Seite wird er daran durch äußere Einflüsse oder einen inneren »Gegendruck« gehindert. Diese Krankheit ist ein Widerstreit der Kräfte, der sich nach außen hin manifestiert! Obwohl der Kranke an einer Situation oder Gegebenheit etwas ändern möchte, also daran »rüttelt«, ist er doch gleichzeitig nicht in der Lage, dies durchzuführen, er ist »gelähmt«.

Der an Schüttel-Lähmung Erkrankte ist nicht in der Lage, in einer Konfliktsituation entweder seine Absicht gegen mögliche Widerstände durchzusetzen oder aber sich zurückzuziehen und sich mit den Gegebenheiten abzufinden oder zu arrangieren.

Wir müssen bei einer solchen Erkrankung unsere Fähigkeit überprüfen, ob wir in einer Konfliktsituation in der Lage sind, die nötigen Konsequenzen zu ziehen, um die Sache innerlich abzuschließen.

Parodontose

Unsere Zähne haben die Aufgabe, äußere Eindrücke, geistige wie auch materielle Nahrung zu zerkleinern und sich als »erste Instanz« mit diesen Eindrücken oder auch Problemen auseinanderzusetzen. Das Zahnfleisch dient dazu, diesen Werkzeugen Halt zu geben, damit sie ihre Aufgabe erfüllen können. Die durch das Zahnfleisch geschützten Zahnhälse sind außerdem gegen äußere Einwirkungen sehr empfindlich.

Wenn unser Zahnfleisch also geschädigt ist, mangelt es an innerem Halt. Die Zähne, unsere Werkzeuge, haben infolgedessen weniger Halt, können nicht mehr so gut und so fest zupacken. Im übertragenen Sinne sind wir nicht mehr in der Lage, auftretende Probleme oder – allgemeiner – das Leben richtig in den »Griff« zu kriegen, also unter unsere Kontrolle zu bringen! Wenn sich das Zahnfleisch zurückzieht, liegen die empfindlichen Zahnhälse frei und bei einer Konfrontation mit neuer Nahrung, mit neuen Eindrücken, reagieren wir »empfindlich«!

Parodontose zeigt also einen Mangel an innerem Halt und die Unfähigkeit, sich »durchzubeißen«. Ein Zahnfleischschwund bedeutet, daß wir chronisch an diesem Problem »zu kauen haben«, eine akute Zahnfleischentzündung deutet darauf hin, daß wir uns momentan in einer Situation befinden, die wir nicht recht zu »packen« wissen.

P

Prostatabeschwerden (allgemein)

Prostatabeschwerden gehören zu den häufigsten Männerkrankheiten. Sehr häufig kommt es zu einer Entzündung der Prostata (oder Vorsteherdrüse), der Prostatitis. Erste Anzeichen dieser meist von Bakterien oder Viren ausgelösten Erkrankung sind erhöhte Temperatur, Beschwerden im unteren Dammbereich und bei der Blasenentleerung, vermehrter Harndrang, vor allem nachts, und manchmal eitriger Ausfluß. Die Prostata ist vergrößert und schmerzempfindlich, besonders bei Druck.

Ebensohäufig kommt die einer Prostatitis sehr ähnliche Prostatopathie vor. Sie ist immer seelisch bedingt und oft die Folge von unbewältigtem Streß beruflicher oder familiärer Art. Sie tritt häufig bei jungen Männern auf, deren Sexualverhalten sich noch im Entwicklungsstadium befindet oder bei älteren Männern nach dem Verlust des Partners. Hier handelt es sich also um die Folge einer unbewältigten seelischen Konfliktsituation.

Eine dritte Art von Prostatabeschwerden ist die Stauungs- oder Kongestionsprostatitis. Sie wird ausgelöst durch langes Auto- oder Motorradfahren, durch Reiten oder durch chronische Unterkühlung. Sie wird angezeigt durch Darm-, Kreuzbein und Blasenschmerzen, durch vorzeitigen Samenerguß und Potenzschwäche.

Unabhängig von einer akuten Erkrankung setzt bei vielen Männern vom 40. Lebensjahr an eine Vergrößerung der Prostata ein, eine gutartige Geschwulstbildung, durch die die Harnröhre verengt und die Blasenentleerung behindert wird. Erste Anzeichen dafür sind Beschwerden beim Wasserlassen, ein druckloser Harnstrahl und ein Nachtröpfeln aus der Harnröhre sowie nächtlicher, mitunter stündlicher Harndrang. Wird keine Abhilfe geschaffen, kann sich die in der Blase verbleibende Harnmenge bis zu den Nieren stauen und so eine bedrohliche Vergiftung auslösen.

Prostatabeschwerden sind also ein Zeichen von innerem Druck, der auch mit den Nieren (Partnerschaft) in Verbindung steht oder von ihnen ausgeht. Sie treten häufig erst im Alter auf, wenn man subjektiv der Meinung ist, nicht mehr »seinen Mann stehen zu können«. Der Mann kann nicht mehr so, wie er will – und das nicht nur auf sexuellem Gebiet.

Dabei wäre es ein leichtes, die eigene Vorstellung zu ändern und zu wollen, wie man kann! Jede Vorstellung entfernt einen nur vom eigenen Ich. Man sollte aufhören, die Rolle »Mann« zu spielen und die Angst auflösen, nicht mehr so begehrenswert wie früher zu sein, sondern zum Ausdruck bringen, was man ist. Es geht nicht darum, fremde Erwartungen zu erfüllen, auch nicht die eigenen, sondern es geht darum, so sein zu wollen, wie man ist. Man hat die Möglichkeit, sich für sich selbst zu entscheiden, keine Anforderungen mehr zu erfüllen (weder die des Partners noch die der Kinder oder die der Gesellschaft), sondern sich selbst als Maßstab zu nehmen und seinen eigenen Weg zu gehen. Wenn das gelingt, löst sich der innere Druck, unter den man sich gesetzt hat – damit verschwindet auch dessen »Aus-Druck«, die Prostatabeschwerden.

P

Polyarthritis (besonders P.C.P. = primär chronische Polyarthritis)

Menschen mit einer Polyarthritis haben auffallend übereinstimmende Persönlichkeitsmerkmale. Sie sind meist still, bescheiden, tüchtig und zupackend, altruistisch und aufopfernd sowie oft in Pflegeberufen tätig. Sie sind geduldig, genügsam und bereit, Leid auf sich zu nehmen. Der Rheumafaktor ist nachweisbar, eine Herzbeteiligung allerdings nicht.

Hier offenbart sich der erste Hinweis auf den Hintergrund der Krankheit. In der Lebensgeschichte dieser Kranken findet man meistens eine überstarke Aktivität. Sie arbeiten unermüdlich in Haus und Garten, betreiben Leistungs- und Kampfsportarten, sind beweglich, gelenkig und unruhig. Diese Überaktivität und Beweglichkeit bezieht sich allerdings nur auf den Körper. In der körperlichen Aktivität wird gewissermaßen die fehlende geistig-seelische Beweglichkeit überkompensiert.

Die körperliche Aktivität, das übergewissenhafte und übermoralische Verhalten erfolgen wie unter einem Zwang. Dahinter steckt meist eine verdrängte, uneingestandene Aggression. Die Liebe fehlt, die »Herzbeteiligung«. Sie wird durch Perfektionismus und Selbstaufopferung ersetzt, durch übertriebenen Helferwillen, der aber zu Depressionen führt. Die geistig-seelische Erstarrung wird nur auf der körperlichen Ebene gelöst und dort meist überkompensiert, ohne jedoch zu einer wirklichen Lösung zu führen. Letztlich äußert sich die innere Starre mehr und mehr auch im Körper und spiegelt so die innere Wirklichkeit wider. Die uneingestandene Aggression, die sich nicht »äußern« darf, blockiert mehr und mehr den Körper und führt dort zu Entzündung und Schmerz.

Daraus ergibt sich auch schon die Aufgabe, die der

P

Kranke bewältigen muß. Das übergewissenhafte und übermoralische Verhalten, das zu Aggressionen und Starrheit geführt hat, muß Schritt für Schritt aufgelöst werden. Der Kranke muß erkennen, daß das Ja zu anderen eventuell ein Nein zu sich selbst ist. Sich noch mehr aufzuopfern, ist der falsche Weg. Er muß den Schritt in die Freiheit, Offenheit und Liebe machen und wirklich leben!

R Reisekrankheit (Auto-, Luft- und Seekrankheit)

Auf jeder Reise gilt es, viele neue Eindrücke zu verarbeiten. Man verläßt die Sicherheit der vertrauten Umgebung und ist in fremden Regionen unterwegs, ohne vorhersehen zu können, was da an Neuem auf einen zukommt. Das bedeutet geistig, daß man auf einer Reise in Teilbereiche seines Seins geführt wird, die einem nicht vertraut sind. Das unbewußte Festhalten am Vertrauten und die Angst vor dem Unbekannten führt dazu, daß einem schwindelig und übel wird.

Zudem werden viele Menschen auf der Reise von einem anderen bewegt, haben selbst keinen Einfluß darauf, wohin die Fahrt geht und wie sie verläuft. Deshalb haben die meisten Reisenden als Selbstfahrer auch keine Schwierigkeiten, ihnen wird nur als Beifahrer schlecht, weil sie abhängig sind und nicht in das Geschehen eingreifen können. Reisekrankheit ist also auch die Angst davor, die Situation nicht zu beherrschen, sich auf andere verlassen zu müssen, sein Leben nicht selbst führen zu können, sondern gelebt zu werden. Beim Busfahren wird man auf diese Weise von der Gesellschaft gelebt. – Einer bestimmt und alle folgen. Man ist nur einer von vielen, muß mitmachen. Beim Fliegen wird man in Höhen gehoben, in denen es einem schwindlig wird. Man kommt zu schnell vorwärts und hat Angst, abzustürzen, würde viel lieber auf dem Boden bleiben. Auch wer nicht in Fahrtrichtung sitzt, also »verkehrt herum« fährt, leidet oft unter Schwindelgefühl.

Reisekrankheit ist also ein Zeichen von mangelnder Bereitschaft oder Fähigkeit, loszulassen, die Dinge geschehen zu lassen und sich auf andere zu verlassen. Das fehlende Eingebettetsein in die Geborgenheit der Gemeinschaft und der unbewußte Wille, alles selbst zu kontrollieren, bewirken eine unbewußte Angst vor der Unentrinnbarkeit einer Situation. Die Aufgabe, die sich hier dem Kranken stellt, ist es, loszulassen, geschehen zu lassen und in jeder Situation in der persönlichen Mitte zu ruhen. Die Welt ist wunderschön, wenn man mit ihr und nicht gegen sie lebt, wenn man als stiller Beobachter in der Geborgenheit der Schöpfung ruht und weiß – »alles ist gut, so wie es ist.«

R Regelstörungen

Die monatliche Regel verlangt von der Frau ein Stück Hingabe an die natürlichen Abläufe, denn während dieser Tage kann das Leben nicht so weitergehen wie sonst. Es herrscht ein anderes Gefühlsklima, und auch die körperlichen Dinge verlangen Beachtung und Rücksicht. Zudem ist die Regel eine symbolisch zutiefst weibliche Sache, die die Aufmerksamkeit auf die Begriffe Geschlechtlichkeit, Hingabe, weibliche Rolle und Gebären lenkt.

Ist eine Frau mit ihrer Rolle nicht zufrieden, hat sie Probleme im sexuellen Bereich, ist sie unzufrieden mit der immer noch untergeordneten Rolle der Frau im Alltag, wird sie über Regelstörungen klagen. Die Frau, die ihren Eigenwillen nicht loslassen will, sich diesem immer wiederkehrenden Prozeß des Weiblichen nicht unterordnen will, stört damit die natürliche Ordnung, die Regel.

In eine Therapie sollte unbedingt auch der Partner mit einbezogen werden, da er einen nicht geringen Teil im Selbstverständnis der Frau ausfüllt beziehungsweise es beeinträchtigt.

»Regelstörungen« siehe auch »Menstruationsbeschwerden«.

Rheuma

R

Etwa zwei Millionen Menschen leiden in der Bundesrepublik unter schwerem Rheumatismus, weitere zwanzig Millionen Menschen klagen über Schmerzen im Bewegungsapparat. Rheuma ist damit die häufigste und teuerste Volkskrankheit. Dabei ist Rheuma nur ein Sammelbegriff für eine ganze Symptomgruppe von schmerzhaften Gewebeveränderungen der Gelenke und der Muskulatur. Diese Krankheit ist immer mit Entzündungen verbunden, gleich, ob sie akut oder chronisch auftritt. Die Bewegungsfähigkeit wird durch den Schmerz soweit eingeschränkt, daß es häufig sogar zu Invalidität kommt.

Untersuchungen haben gezeigt, daß Rheumapatienten schon von Kindheit an ihre aggressiven Impulse über eine gesteigerte Muskelspannung in der Skelettmuskulatur abzuleiten suchen. Das führt dazu, daß sie sich viel körperlich betätigen und Sport treiben, wobei aggressive Sportarten auffällig bevorzugt werden. Rheumatiker beherrschen ihre Gefühle fast zwanghaft und können so ihre Trauer, Enttäuschung und Frustration nicht auf normale Weise ausleben. So kommt es zunächst geistig-seelisch zu einer Verhärtung und Versteifung, da die aggressiven Gefühle gewissermaßen in die eigene Person »einzementiert« werden. Dabei sind Rheumatiker übergewissenhaft, bescheiden, aber wenig anpassungsfähig. Unterdrückte Wut, Ärger und Bitterkeit sowie die Verurteilung eigener oder fremder Taten blockieren den Strom der Lebenskraft und führen zu einer fortschreitenden körperlichen Verhärtung und Unbeweglichkeit. Rheumatiker kritisieren gern und sind oft unversöhnlich.

Wut, Ärger, Bitterkeit und Rachsucht führen dort, wohin sie verdrängt wurden, zu entzündlichen Prozessen. Diese nicht aufgelösten Energien führen körperlich zu Ablagerungen von nicht ausgeschiedenen Stoffwechselprodukten. Diese sogenannten Toxine symbolisieren die

R

Probleme, die unverarbeitet abgelagert werden. So wird der Körper immer mehr zur Mülldeponie für ungelöste Lebensaufgaben. So, wie der Körper durch Fasten gezwungen werden kann, sich auf die Bearbeitung dieser Ablagerungen zu konzentrieren, kann der Mensch sich auch im psychischen Bereich bisher verdrängte Emotionen bewußt machen, sie aufarbeiten und damit unschädlich machen.

Meistens hat der Rheumatiker jedoch zu große Angst, das Bild, das er von sich geschaffen hat, seine Bescheidenheit, Gewissenhaftigkeit, Hilfsbereitschaft, Fügsamkeit und Moral ehrlich zu hinterfragen, und sich so mit seinem Schatten, seiner Kleinheit, Herrschsucht, Aggression, auf die er sich »versteift« hat, seiner geistig-seelischen Unbeweglichkeit auseinanderzusetzen. Rheuma ist daher immer auch ein Ausdruck überzogenen Wollens, der Wunsch, alles zu überblicken, zu wissen, und zu leiten. Die Krankheit ist ein nicht verwirklichter Dominanzanspruch.

Würde der Kranke zu seinem »Schatten« stehen, bräuchte er diese Bestrebungen nicht zu verdrängen. Da er aber in keiner Weise seinen Moralvorstellungen entspricht, wird er nicht nur verdrängt, sondern der Kranke entwickelt auch noch Schuldgefühle, die er durch Hilfsbereitschaft und Aufopferung zu kompensieren sucht. Oft tritt ein neuer Krankheitsschub auf, wenn er dazu keine Möglichkeit findet. Da er seine wahren Gefühle immer mehr verdrängt und sich auf eine seiner Moral und seinen hohen Anforderungen entsprechende äußere Haltung »versteift«, wird der Körper als Spiegelbild dieser Haltung immer unbeweglicher.

Was zu tun ist

R

Sie sollten sich daher fragen:

- Inwiefern »versteife« ich mich auf ein Selbstbild, hinter dem ich mich verstecke?
- Wo habe ich starke Gefühle der Aggression und Enttäuschung?
- Warum zeige ich diese Gefühle nicht offen und spreche sie aus?
- Welche Gefühle traue ich mir selbst nicht einzugestehen?
- Was kann ich nicht vergeben und vergessen?
- Warum kann ich mich und andere nicht so annehmen, wie ich bin / wie sie sind?
- Wie kann ich Wärme und wahre Herzlichkeit mir und anderen gegenüber entwickeln und zum Ausdruck bringen?

R

Rückenprobleme

Die Wirbelsäule gibt dem Körper Halt und Stütze, mit ihr richten wir uns auf. So haben Rückenprobleme mit der geistigen Haltung, mit Unterstützung und Aufrichtigkeit zu tun. Probleme im Rückenbereich zeigen eine meist geistige Überlastung an, die wir oft nicht wahrhaben wollen. Oft hat man auch das Gefühl, daß einem jemand seine Unterstützung verweigert, die man zu brauchen glaubt, denn im Rücken liegt die Quelle für Geisteskraft und Stärke. In vielen Fällen wird dies mehr eine emotionale Unterstützung sein, die wir entbehren.

Chronische Rückenschmerzen sind daher oft ein Zeichen von Frustration, beim Mann meist im beruflichen oder sexuellen Bereich, bei der Frau eher im emotionalen Bereich. Schmerzen im unteren Rückenbereich sagen aus, daß der Wunsch besteht, eine bestimmte Aktion auszuführen, was aber durch einen Umstand verhindert wird. Das kann auch ein geistiges Zurückziehen sein, etwa, daß man sich wünscht, sich aus einer Situation zu entfernen oder am liebsten wegrennen möchte. Bei Rückenschmerzen trägt man etwas mit sich herum, das man nicht mehr tragen oder ertragen kann. Genausowenig aber kann man es loswerden. Dazu können Ängste, Schuldgefühle, Abneigungen, Probleme oder Kummer gehören. Dieses verkrampfte Wollen, ohne zu können, führt zu einer geistig-seelischen Fehlhaltung, die sich körperlich im Rücken manifestiert.

Schielen

S

Es ist kein Zufall, daß der Mensch zwei Augen besitzt, denn körperlich wie auch geistig hat diese Ordnung einen Sinn. Körperlich nimmt der Mensch mit den Augen seine Umwelt wahr. Hätte er nur ein Auge, könnte er einen Gegenstand lediglich als existent erkennen. Mit Hilfe des zweiten Auges, das ihm einen etwas differenzierteren Blickwinkel verschafft, kann er jedoch auch feststellen, wo genau sich dieser Gegenstand befindet, wo er »einzuordnen« ist.

Geistig verhält es sich ähnlich. Der Mensch besitzt zwei Augen, um die Dinge aus zwei verschiedenen »Blickwinkeln« betrachten zu können, um in seiner Sicht flexibel zu sein.

Beim Schielen sieht der Mensch eigentlich zwei verschiedene Bilder der Wirklichkeit, die sich nicht decken, nicht in Einklang bringen lassen. Also entschließt sich das Gehirn, um den Menschen nicht zu verwirren, eines der beiden Bilder zu unterdrücken. Somit ist der Mensch einäugig, er sieht nur einen Aspekt der Wirklichkeit. Er blendet andere Sichtweisen vollkommen aus, obwohl er sie unbewußt wahrnimmt. Er kann jedoch die verschiedenen Eindrücke nicht unter einen Hut bringen, da sie sich zum Teil zu widersprechen scheinen. Daher nimmt er eine »eindeutige« Haltung ein.

Was zu tun ist

Der Schielende muß sich bemühen, Situationen und Gegebenheiten auch auf andere Weise zu sehen, zu beurteilen und einzuordnen. Er muß geistig flexibler werden.

S Schilddrüsenüberfunktion

Es ist bekannt, daß die geistig-seelische Haltung eines Menschen seine Drüsentätigkeit stark beeinflußt. Das gilt ganz besonders für die Schilddrüse. Wenn ein Mensch ständig seine Bedürfnisse und Gefühle unterdrückt, insbesondere seine aggressiven und ablehnenden Gefühle, und dadurch ständigen inneren Kämpfen ausgesetzt ist, führt dieser permanente Alarmzustand zu einer Überaktivität der Schilddrüse, die durch entsprechende Hormonausschüttung für eine dauernde »vegetative Kampfbereitschaft« sorgt. Da die Gefühle aber nicht geäußert, sondern unterdrückt und verleugnet werden, findet dieser Kampf nur im Inneren statt.

Die oft stark ausgeprägten Ängste und das Anlehnungsbedürfnis des Kranken werden nicht geäußert, sondern durch Anstrengungen jeglicher Art, durch Übernahme besonderer Verantwortung, durch einen ausgesprochenen Leistungswillen und ein frühes und starkes Streben nach Unabhängigkeit sichtbar gemacht, ohne daß die Umwelt diesen Ausdruck jedoch versteht. Das wiederum führt zu dem Gefühl, »nicht verstanden« zu werden. Der Wunsch, sich einmal anzulehnen, wird nicht direkt geäußert, sondern durch das fast zwanghafte Bedürfnis ersetzt, für andere zu sorgen. Das macht den Betreffenden, meistens sind es Frauen, zwar beliebt, aber der Kranke selbst wird immer unzufriedener und oft depressiv, weil er keinen Ausweg aus dem selbstgewählten Gefängnis erkennt. Dabei bräuchte er nur zu seinen Bedürfnissen zu stehen und sich so zu zeigen, wie er wirklich ist. Hier kann ein »Medikament« wirklich helfen – sei Du selbst!

Schlaflosigkeit

Da im Schlaf die Bereiche wieder an die Oberfläche des Bewußtseins kommen, die tagsüber ins Unterbewußtsein abgedrängt wurden, verlangt das Einschlafen Urvertrauen und die Fähigkeit, Aktivitäten einzuschränken und Kontrolle abzugeben. Wer Schlafprobleme hat, sollte den Tag bewußt abschließen, sich vertrauensvoll der Nacht hingeben und nicht schon an den morgigen Tag denken.

Ältere Menschen brauchen deutlich weniger Schlaf als jüngere und bis zum Alter von 70 Jahren sinkt die durchschnittlich benötigte Schlafzeit auf fünf bis sechs Stunden, wobei die kleinen Nickerchen, die viele ältere Leute tagsüber machen, meistens vergessen werden. Das führt dazu, daß der ältere Mensch nachts gelegentlich oder regelmäßig wach wird, wobei die Wachzeit in der Regel weit überschätzt wird. Auch fühlen sich viele Menschen dadurch gestört, daß sie, bedingt durch ihr verringertes Schlafbedürfnis, morgens sehr früh aufwachen, wenn der Tag noch gar nicht begonnen hat. Da kann ein ausgedehnter Abendspaziergang (eventuell mit dem Hund) oder das Hören guter Musik, eventuell verbunden mit einer Meditation, hilfreich sein, die Nachtruhe einzuleiten. Auch am Morgen können ein Spaziergang, ein gutes Buch oder Musik helfen, den Tag gut zu beginnen.

Für echte Schlafstörungen gibt es mehrere Ursachen, die sich allerdings meist eindeutig zuordnen lassen:

- Wer sich nicht von den Geschehnissen des Tages lösen kann, wer große Verantwortung trägt und auch im Schlaf noch bereit sein will, Entscheidungen zu treffen, wer seine Verstandestätigkeit nicht abstellen kann, wird wahrscheinlich unter Schlafstörungen leiden.
- Wer ein künstliches Selbstbild für die Umwelt erzeugt, wer sich nicht so zeigen will, wie er wirklich ist, wer Angst hat vor seinen eigenen »Schattenseiten« (in der

S

Nacht), wer Teile seiner Persönlchkeit unterdrückt, nicht wahrhaben oder anschauen will, wer Ängste hat, die er sich nicht eingestehen möchte, der wird auch Angst haben vor der Nacht, in der er sich mit allen diesen Dingen auseinandersetzen muß.
- Wer Angst vor dem Tod hat, wird auch die Nacht, in der er auf eine veränderte Art bewußt ist, als bedrohlich empfinden.
- Wer immer Kontrolle ausüben möchte, wer nicht loslassen, nicht geschehen lassen kann, wer sich nicht unterordnen möchte oder wer den Schlaf als »Machtlosigkeit« empfindet, wird sich ihm auch nicht hingeben können.

Aber auch äußere Ursachen können Schuld daran tragen, daß der Schlaf sich nicht einstellen will: Ein ungeeignetes Bett, ein falsch temperierter Raum, schwer verdauliche Speisen, anregende Getränke (Kaffee, Cola, Tee, Alkohol), koffeinhaltige Medikamente, störende Geräusche und, nicht zu vergessen, Schmerzen verschiedener Art (Kopf-, Zahn-, Magen- und rheumatische Schmerzen) können den Schlaf vertreiben oder beeinträchtigen.

Schlafmittel sind kein geeigneter Weg zu erholsamem Schlaf und sollten, wenn überhaupt, nur bei einer Verschiebung des Tag-Nacht-Rhythmus, etwa nach langen Flugreisen, oder bei einer akuten Belastung, zum Beispiel nach einer Operation, und selbst dann nur so kurz wie möglich genommen werden.

Kaum jemand leidet wirklich an Schlafmangel, denn der Körper holt sich den Schlaf, den er braucht, notfalls tagsüber. So sollte der Schlaf vor allem nicht zu einer Pflichtübung werden. Oft ist das Verlangen nach Schlaf eigentlich eine Flucht vor einem Leben ohne Inhalt. Voraussetzung für einen friedlichen erholsamen Schlaf ist eine ausgeglichene Seele, aber auch ein müder Körper. Unser Körper ist ein Bewegungsapparat, also sollten wir ihn auch ausreichend bewegen, so daß wir wirklich müde sind, wenn wir zu Bett gehen.

Was zu tun ist

Der Schlaflose muß lernen:

- loszulassen,
- sich hinzugeben,
- sich als vollkommenes, »umnachtetes« Wesen zu akzeptieren,
- seine Macht abzugeben, sich unterzuordnen,
- die Angst vor dem Tod zu verlieren.

S Schlaganfall

Hat jemanden »der Schlag getroffen«, kann es sich um einen »Herzschlag« oder einen »Hirnschlag« handeln. Ausgelöst werden beide durch eine Verengung der Gefäße, wodurch ein ganzer Bereich des Herzens oder des Gehirns nicht mehr ausreichend mit Blut versorgt wird und abstirbt. Der »Hirnschlag« kann ganz plötzlich auftreten, aber sich auch langsam über Tage hinweg »entwikkeln«. Meist kommt es zu einer halbseitigen Lähmung, die sich auf einen Arm, ein Bein, eine Körperseite und die untere Gesichtshälfte erstreckt.

Dieser Zustand dauert eine bis mehrere Wochen und führt dann zu einer spastischen Lähmung. Das heißt, die Muskulatur der betroffenen Seite bleibt ständig stärker angespannt als normal. Das wiederum führt zu einer Fehlstellung der betroffenen Körperseite sowie der Gesichtszüge, die der Betroffene selbst kaum verändern kann. Auch kann es zu Sprach- und Schluckstörungen kommen und mitunter ist auch die Blasen- und Darmentleerung nicht mehr zu kontrollieren.

Für die Art und Stärke der Störungen ist entscheidend, welcher Teil des Gehirns in welchem Maße betroffen ist. Auf jeden Fall verändert ein Schlaganfall das Leben entscheidend. Zwar bessern sich die Behinderungen im Laufe der Zeit meistens, es ist jedoch eine Illusion zu glauben, daß alles wieder so werden könnte, wie es einmal war. Das aber soll es auch nicht, denn der alte Zustand hat ja gerade zum Schlaganfall geführt, und die Krankheit zwingt dazu, nun etwas zu ändern.

Auf der geistigen Ebene bedeutet ein Schlaganfall, daß ein bestimmter Bereich der eigenen Persönlichkeit oder des eigenen Lebens nicht mehr gelebt oder sogar bewußt abgelehnt wird. Wer aber Teile seines Seins verkümmern läßt, wird früher oder später in diesen Bereichen handlungsunfähig, was die Lähmung der Körperteile dann

S

auch äußerlich anzeigt. Da die Ablehnung bestimmter Bereiche des Lebens oder die (meist emotionelle) Unfähigkeit in bestimmten Situationen für die Umwelt »offensichtlich« geworden ist, können Angehörige und Freunde oft genau sagen, welcher Bereich nicht mehr gelebt wurde. Der Betreffende ist oder war in den meisten Fällen »betriebsblind«, sonst hätte er ja selbst längst das »Not-wendige« unternehmen können.

S

Schluckbeschwerden

Schluckbeschwerden zeigen, daß wir Schwierigkeiten haben, bestimmte Dinge, Situationen oder Tatsachen »zu schlucken«, also hin- oder anzunehmen. An großen Brokken haben wir im Leben »schwer zu kauen« und bestimmte Dinge »müssen wir einfach schlucken«. Manches »läßt sich nicht so schnell verdauen«. Alle diese Ausdrücke zeigen die Zusammenhänge zwischen der gesamten Verdauung und den Lebensvorgängen auf. Schlucken heißt, eine Sache anzunehmen, sich zu eigen zu machen. Wer mit den festen und manchmal großen Brokken, die das Leben uns beschert, nicht zurecht kommt, wird oft mit etwas Flüssigkeit, meist alkoholischer Art, versuchen, den Brocken leichter hinunterzubekommen. Alkoholkonsum im Übermaß führt zu Appetitlosigkeit. Man begnügt sich mit der flüssigen Nahrung, die so leicht den Gaumen herunterfließt, und verzichtet auf die groben Bissen der wirklichen Nahrung.

Eine besondere Form von Schluckbeschwerden ist das Luftschlucken. Der Kranke täuscht also quasi Schluckbereitschaft vor, scheut aber vor der eigentlichen Aufgabe zurück.

Was zu tun ist

Wer Schluckbeschwerden hat, sollte sich fragen, wie sich die offensichtlichen Konflikte in seinem Leben lösen ließen. Entweder er muß die Aufgabe loslassen und loswerden, oder aber er muß seine innere Bereitschaft oder sein inneres Verständnis für die Aufgabe fördern. Worin diese ungeliebte Aufgabe besteht, wird sich durch ein kurzes Gespräch wahrscheinlich schnell herausfinden lassen.

Schmerz (allgemein)

S

Jeder Schmerz ist eine nicht mehr zu ignorierende Mahnung des Körpers, eine Botschaft zu beachten. Daher sollte man den Schmerz hinterfragen und sich vom Schmerz »trans-formieren« lassen, über den jetzigen Zustand hinaustragen lassen. Indem man den Schmerz annimmt, belastet er einen nicht mehr, die Schmerzen verschwinden. Der Schmerz ist also ein Geschenk des Lebens und bietet eine Chance zur Transformation. Ganz gleich, worauf der Schmerz aufmerksam machen will, er will auch helfen, das »Not-wendige« zu tun, das Ziel zu erreichen.

Jeder Schmerz macht auf eine Stauung, eine Blockade im Fluß der Lebenskraft aufmerksam und fordert dazu auf, diese zu beseitigen, damit das Leben wieder ungehindert fließen kann. Mitunter kann er auch infolge einer nicht geäußerten Aggression gegen einen anderen Menschen oder gegen eine bestehende Lebenssituation auftreten. Um welche Art Ablehnung es sich handelt, zeigt der Körper durch den Punkt, an dem der Schmerz auftritt. Schmerz ist nie eine Strafe. Nichts kommt von nichts, und so muß man sich auch den Schmerz »verdient« haben.

Was zu tun ist

Man kann den Schmerz auflösen, indem man ihn hinterfragt: »Was habe ich falsch gemacht? Inwiefern bin ich zu eng, verkrampft? Wo habe ich eine Fehlhaltung?«

Der Schmerz zeigt mir schmerzhaft, daß ich gegen irgend etwas opponiere, etwas negativ beurteile. Man sollte also nicht einfach den Schmerz verurteilen, verdrängen oder medikamentös auflösen, denn er will ja auf etwas Wichtiges aufmerksam machen. Sobald man ihm seine volle Aufmerksamkeit schenkt, ganz in ihn hinein-

S

geht, ihn empfindet und willkommen heißt, hat er seine Aufgabe erfüllt und kann wieder verschwinden. Indem man ja sagt zum Schmerz, hat man die geistige Fehlhaltung der Ablehnung beendet, und der Schmerz hört auf, weil das »Not-wendige« geschehen ist.

Solange ich ja sage zum Leben brauche ich keinen Schmerz als Botschafter, kann auch keiner entstehen, weil sich nirgendwo Energie staut, die mir schmerzhaft bewußt gemacht werden könnte. So ist der Schmerz neben Erkenntnis und Leid der dritte Weg der Evolution zu mehr Selbstbejahung und Offenheit.

Schnupfen

S

Der geistige Hintergrund eines Schnupfens ist leicht zu erkennen, selbst wenn man nur auf das äußere Erscheinungsbild achtet. Man hat »die Nase voll« von etwas. Schnupfen tritt immer in einer Situation auf, in der man sich überlastet fühlt und einen Grund sucht, sich zurückzuziehen, weil man derzeit nicht bereit ist, sich der unerwünschten Anforderung zu stellen. Jeder hat Verständnis dafür, daß man sich in einer solchen Situation zurückzieht. Schließlich tut der Kopf weh, die Nase läuft, die Augen tränen und der gesamte Körper reagiert gereizt. Diese Symptome sind auf der körperlichen Ebene mehr als deutliche Zeichen unserer Empfindlichkeit. Sollte uns trotzdem jemand zu nahe kommen, dann halten wir ihn mit einem Niesen auf Distanz, oder »husten ihm etwas«.

Umgekehrt zwingt die Erkältung bei übersteigertem Kontaktstreben den Menschen, mehr Distanz zu halten, sich wieder mehr auf sich zu besinnen. Auch das Schwellen der Mandeln zeigt an, daß wir nicht mehr alles schlukken können und sollten, sondern mehr in der Wirklichkeit unseres wahren Seins leben und uns nicht weiter mit Äußerlichkeiten vollstopfen sollten. Auf jeden Fall bringt Schnupfen immer etwas in Fluß, es kommt zu einer inneren »Reinigung«, aus der Körper und Seele gestärkt hervorgehen – bis wir wieder einmal »die Nase voll haben«.

»Schnupfen« siehe auch »Erkältung«.

S Schuppenflechte (Psoriasis)

Bei der Schuppenflechte ist die natürliche Verhornung der Haut ins Übermäßige gesteigert. Die (zunächst) verhornten Flächen erinnern unwillkürlich an den Schutzpanzer von Horntieren. So deutet auch diese Hautveränderung darauf hin, daß der Mensch sich nach außen vor Angriffen schützen möchte, er möchte nicht mehr verletzt werden.

Was er sucht, ist in Wirklichkeit Nähe, Liebe und Zuneigung. Aus Angst vor dem Verletzt-werden und vor einer möglichen Enttäuschung grenzt er sich jedoch lieber nach außen ab, läßt nichts mehr hinein, allerdings auch die ersehnte Zuneigung nicht. So isoliert sich dieser Mensch seelisch durch seine selbst gewählte Erkrankung. Es zeigen sich jedoch schon bald offene und verwundbare Stellen an den befallenen Hautzonen: Der Körper zwingt den Menschen, wieder »verwundbar« zu werden, sich »dem Leben wieder zu öffnen«. Panzerung und erhöhte Anfälligkeit gegen »Angriffe« von außen gehen miteinander einher.

Der von Schuppenflechte Befallene muß lernen, aus seinem »Schneckenhaus« herauszukommen, sich zu zeigen, offen zu werden für Annäherungsversuche durch die Umwelt, auch auf die Gefahr hin, es gelegentlich mit unlauteren Menschen zu tun zu bekommen. Er muß erkennen, daß das Leben ein fließender Prozeß ist, bei dem es, was die Verläßlichkeit oder die Ehrlichkeit, aber auch die Dauerhaftigkeit von Gefühlsbeziehungen betrifft, keine absolute Sicherheitsgarantie geben kann.

Schwangerschaftsprobleme

S

Wer in der Schwangerschaft über vermehrte körperliche Krankheitssymptome klagt, wie zum Beispiel Übelkeit oder Erbrechen, setzt sich innerlich mit der neuen ungewohnten Situation auseinander. Diese Symptome deuten auf eine unbewußte Ablehnung des Kindes hin, auch in Fällen, in denen die Mutter diesen »Vorwurf« energisch zurückweisen würde.

Die große Umstellung, die damit verbunden ist, ein Kind zu bekommen, wird jedoch meistens innere Auseinandersetzungen auslösen, die letztlich dazugehören. Speziell bei sehr schlanken und zierlichen Frauen löst der veränderte Hormonspiegel im Körper dieses Unwohlsein aus. Auf der geistigen Ebene bedeutet dies, daß diese Frauen mit dem offensichtlichen »Frau-Sein« zunächst nicht zurechtkommen. Hier ist die Identifikation mit dem Mütterlichen, Häuslichen und Behütenden wahrscheinlich noch ungewohnt. Aber auch in Fällen von Schwierigkeiten und Auseinandersetzungen mit dem Vater des Kindes kann es zu Schwangerschaftsproblemen kommen, die eventuell auf der Angst beruhen, das Kind später alleine großziehen und ernähren zu müssen.

Was zu tun ist

Schwangerschaftsprobleme zeigen also, daß ich mit den Veränderungen und den Konsequenzen, die sich daraus ergeben, nicht im reinen bin. Ich halte am Vertrauten fest, hänge am Alten, bin noch nicht bereit, das Neue zum »Aus-Druck« zu bringen, in einen neuen Bereich meines Seins einzutreten. Die Schwangerschaft zwingt aber dazu, mich mit dem Neuen auseinanderzusetzen, ob ich will oder nicht, denn was ich bisher gelebt habe, kann ich so nicht weiterleben. Aus der Frau wird eine Mutter, aus der Partnerschaft wird eine Familie.

Man muß sich also fragen, ob man sich der Verantwortung gewachsen fühlt und ob man sich der Aufgabe stellt. Die Figur ändert sich und auch die gesamte Situation, man kann sich an nichts Gewohntem mehr festhalten, außer an sich selbst.

Wem übel wird, der fühlt sich der Situation noch nicht gewachsen, ist nicht, oder noch nicht ganz, einverstanden. Übelkeit, Schmerzen, Haarausfall oder Pigmentstörungen sind alles Botschaften des Körpers, die man beachten sollte. Durch die Schwangerschaft werden die Probleme nicht erst geschaffen, sondern nur sichtbar gemacht.

Schwangerschaftsbeschwerden sind daher ein Zeichen, daß auch die eigene Person neu geboren werden soll. Sie sind eine Aufforderung, aus der »inneren Weisheit«, »aus dem Bauch« heraus zu leben und nicht mehr alles mit dem Kopf bestimmen zu wollen. Das, was man neu empfangen hat, will nun zum Ausdruck kommen, in allen Bereichen des Daseins.

Durch Schwangerschaft und Geburt erhält man die Chance, einen neuen Aspekt von sich zu leben. Nach der Schwangerschaft wird man mehr »man selbst« geworden sein. Mit jedem Kind wird auch das eigene Selbst zum Teil geboren. Wenn man dazu bereit ist und uneingeschränkt ja sagt, verschwinden letztlich auch die Beschwerden.

Schwerhörigkeit

Wer unter Schwerhörigkeit leidet, kann und will bestimmte Dinge nicht hören, oder aber er »glaubt, er hört nicht recht!«

Schwerhörigkeit ist vom geistigen Aspekt her mit den Augenkrankheiten verwandt. So wie der Kurzsichtige nur Grobes, Großes und Eindeutiges sieht, hört der Schwerhörige nur laute, besonders auffällige Geräusche. Die feinen Zwischentöne gehen ihm verloren. Schwerhörigkeit kann also auf ein allzu undifferenziertes Denken und geistiges Einordnen hindeuten. In diesen Fällen muß der Schwerhörige lernen, auch die feinen Nuancen des Lebens aufzunehmen und zu unterscheiden *(siehe auch »Nachtblindheit«)*.

Auf der anderen Seite drängt sich bei Schwerhörigkeit der Vergleich mit dem Kind auf, das »nicht hören will«. Wer sich weigert, eine bestimmte an ihn gestellte Aufgabe zu lösen oder anzugehen, wer nicht auf die Stimme des Schicksals hören will, der wird unbewußt körperlich dafür sorgen, daß er auch nicht hören kann. Die Krankheit (oder ein Unfall) sorgen dafür, daß das geschieht, was der Kranke sich heimlich wünscht. Gleichzeitig drücken die Probleme seine Schwierigkeiten auf der körperlichen Ebene aus.

S

Schwindel

Wer sich von seiner Umwelt übergangen fühlt, wer nicht genügend Aufmerksamkeit erhält und so sein inneres Gleichgewicht verliert, der wird mit Schwindelgefühlen dafür sorgen, daß sich wieder »alles um ihn dreht«!

Schwindelgefühl zeigt, daß wir die äußeren, festen Anhaltspunkte, die Punkte, die uns Halt geben, verloren haben. Bei Schwindel brauchen wir jemanden, der uns bei der Hand nimmt und führt, der sich um uns kümmert und uns Halt gibt.

Wer häufig unter Schwindelgefühlen leidet, muß lernen, auf eigenen Füßen zu stehen, weniger von seiner Umwelt abhängig zu sein, mehr Sicherheit und Selbstvertrauen aus sich zu schöpfen.

Sehnenscheidenentzündung

S

Die Folge einer Sehnenscheidenentzündung ist, daß jede Bewegung der Hände und Finger schmerzt und hartes Zupacken unmöglich ist. Diese Krankheit ist eine typische »Sekretärinnenkrankheit«, wobei als Auslöser das Schreibmaschineschreiben angesehen wird. Die eigentliche Ursache ist jedoch die psychische und arbeitsmäßige Überlastung.

Physiologisch betrachtet wäre der Körper leicht in der Lage, das gesetzte Arbeitspensum zu erledigen. Aus diesem Grund bekommen ja auch nicht alle Angestellten mit gleichem Arbeitspensum eine Sehnenscheidenentzündung. Nur diejenigen, die die zu leistende Arbeit als zu viel, übermäßig oder ungerechtfertigt betrachten, erkranken verhältnismäßig häufig. Wer eine solche ablehnende Einstellung seiner Arbeit gegenüber hat, wird in manchen Fällen körperlich dafür sorgen, daß er einsatzunfähig wird, indem er seine Hände einfach nicht mehr bewegen *kann*, wie es ihm der Arzt sicher attestieren wird. Die Sehnenscheidenentzündung hängt von den Ursachen her mit Muskelkrämpfen zusammen. Auch hier muß sich der Kranke fragen:

- Inwiefern kann ich einfach nicht mehr weiter?
- Inwiefern habe ich mir oder wird mir zuviel zugemutet?
- Fühle ich mich ausgenutzt oder überfordert?
- Habe ich Angst, meine Unzufriedenheit zu äußern?
- Inwiefern erwarte ich Dank und Anerkennung für meine Arbeit oder meine Leistung und erhalte ihn nicht?

S Sodbrennen

Wenn wir an einem besonders schwierigen Problem arbeiten, das wir mit aller Kraft zu »verdauen« suchen, produzieren wir bei der Nahrungsaufnahme besonders viel Magensäure, die im Anschluß die Speiseröhre hinaufsteigt: Wir sind »sauer« geworden.

Die überschüssige Magensäure, die das brennende Gefühl im Brust- und Halsraum verursacht, ist ein Symbol für unsere Anstrengung, mit dem Problem fertig zu werden, aber auch ein Zeichen unserer Aggression, unseres Ärgers über die ungeliebte Störung. Sodbrennen könnte man als Vorstufe von Gallenbeschwerden oder Magengeschwüren bezeichnen.

Sodbrennen kann akut auftreten, wenn wir an einer akuten Sache zu »kauen« haben, einige Menschen klagen auch über ständiges Sodbrennen. Dies wird dann auftreten, wenn sich bereits seit einiger Zeit Aggressionen in uns stauen, wenn wir andauernd mit einer unangenehmen Situation konfrontiert werden, in der wir Angst haben, uns zu wehren oder in der wir nicht bereit sind, unangenehme Konsequenzen zu ziehen.

Letztlich muß derjenige, der unter Sodbrennen leidet, aber lernen, sich zu wehren, seine Aggressionen auszudrücken, auch wenn er dadurch Sympathien verliert oder sich längere Zeit mit anderen auseinandersetzen muß!

Sucht (allgemein)

S

In jeder Art von Sucht steckt die Sehnsucht nach sich selbst. Man ist mit seinem momentanen So-Sein nicht zufrieden und sucht nach mehr, sucht nach einem Ideal-Selbst, versucht ein anderes oder höheres Bewußtsein zu erreichen. Aber solange man sich auf der Suche befindet, lebt man nicht im Hier und Jetzt, kann die Erfüllung nicht finden. Eine Sucht zeigt, daß man süchtig nach Erfüllung ist, sein wahres Selbst sucht, anstatt zu erkennen, das man alles, wonach man so verzweifelt sucht, bereits besitzt.

Die Art meiner Sucht deutet auf die Qualität meiner Sehnsucht hin. Arbeitssucht zeigt, daß ich glaube, nicht genug zu leisten. Bin ich mit meinen Leistungen nicht zufrieden, suche ich Erfüllung im Erfolg, im guten Aussehen, in Anerkennung.

Lehne ich mich körperlich ab, finde ich eine körperliche (Schein-)Lösung etwa in der Eßsucht. Essen aber füllt nur scheinbar die innere Leere und verschlimmert das Problem, denn danach bin ich körperlich noch unzufriedener mit mir.

Die Drogensucht ist von der Suche nach einer Erweiterung des Bewußtseins geprägt. Die Droge erhebt mich für kurze Zeit, macht mir aber nach dem Rausch die Enge meines Bewußtseins nur noch schmerzlicher bewußt. Man möchte gern am Ziel angelangt sein, ohne sich jemals auf den Weg gemacht zu haben, nämlich an sich zu arbeiten und sich zu »ent-wickeln«.

Alkoholsucht verdrängt Probleme oder Gefühle, anstatt sie zu lösen. Der Geist ist betäubt und sieht so die Aufgaben eine Weile nicht, fühlt sich leicht und frei, ist gelöst und lustig als gäbe es keine Probleme, aber sobald die Wirkung nachläßt, folgt unweigerlich ein Kater.

Auch die Reisesucht ist ein Zeichen dafür, daß man weiter sein will, als man ist, so schnell wie möglich weiter-

S

kommen will. Doch man sucht auf der falschen Ebene – außen, statt innen.

Was zu tun ist

Der Schlüssel zur Lösung liegt darin zu erkennen, daß man Erfüllung findet in seinem So-Sein. Jede Suche richtet sich immer auf die Zukunft, aber was man sucht, kann man in der Zukunft nicht finden. Die Suche hat ein Ende, sobald man sich gefunden hat und sich annimmt. Man ist am Ziel und braucht die Sucht nicht mehr.

Star (grauer)

S

Beim Grauen Star handelt es sich um eine Störung des Stoffwechsels. Die Linse wird falsch oder mangelhaft ernährt, und es befinden sich Stoffwechselreste in der Linse, die den Blick und auch die Hornhaut trüben. Die Krankheit kann ganz plötzlich bei unerwünschten Ereignissen oder mit dem Besuch unerwünschter Personen auftreten und ebenso plötzlich wieder verschwinden. Sie tritt häufig auch in Verbindung mit Diabetes auf.

Hilfreich ist eine Umstellung der Ernährung, was geistig-seelisch bedeutet, daß wir es in Zukunft vermeiden, die falschen »Eindrücke« in uns aufzunehmen. Weiter ist es erforderlich, den Bewegungsmangel zu beseitigen und damit auch geistig-seelisch wieder beweglicher zu werden, damit wir nicht in bestimmten Ansichten erstarren. Wenn wir in bestimmten Ansichten erstarren, dann starren wir auch mit den Augen. Außerdem ist generell die falsche Lebensweise zu ändern, das heißt, geistig-seelisch sind die Lebensgesetze zu erkennen und wieder zu beachten.

Auch Fasten ist sehr hilfreich. Dann sind die Atemgewohnheiten zu verbessern, der Kranke muß wieder Anteil nehmen an der äußeren Welt – zumindest mehr als bisher. Das heißt wörtlich, seinen Anteil zu nehmen und zu geben. Falls der Graue Star in Verbindung mit Diabetes auftritt, bedeutet das, daß wir wieder lernen müssen, Liebe zu geben und sie auch wirklich anzunehmen, wo sie uns entgegengebracht wird.

Solange das nicht oder nur unzureichend geschieht, sehen wir nicht wirklich klar, und so trübt sich auch unsere Hornhaut und damit unser Blick, bis wir die Fähigkeit ganz verlieren, die Dinge wahrzunehmen, wie sie wirklich sind. Wenn wir etwas nicht sehen wollen, führt das letztlich dazu, daß wir es nicht mehr sehen können.

S

Star (grüner)

Der Grüne Star führt über den inneren Druck, unter den ein Mensch sich setzt oder setzen läßt, zu einem erhöhten Augeninnendruck und damit zu einer zunehmenden Einschränkung des Gesichtsfeldes bis zum »Röhrensehen«. Der Volksmund sagt »Am Schluß schaut man in die Röhre.« Hier ist also vordringlich die Gefühlsblockade zu lösen, die durch ungelöste Angst, Sorge oder Trauer über einen Verlust entsteht.

Als äußeres Zeichen für den Gefühlsstau blockieren sich die Tränenkanäle durch nichtgeweinte Tränen. Hilfreich ist das »Hindurchatmen«, also in der Vorstellung durch die Augen ein- und auszuatmen. Wird der Atem gelöst, löst sich auch der innere Druck, und wir werden wieder freier. Besser ist es, die Ursache zu erkennen, die zu der Gefühlsblockade geführt hat, und sich mit ihr auseinanderzusetzen. Man wird fast immer eine sehr tiefsitzende Depression finden, und es kann Wochen dauern, bis man sie in der Konfrontation durchlebt hat. Das ist zwar schmerzhaft, aber nur so kann man sie lösen. Es war eine alte Aufgabe, die man damals unter»drückt« und damit nicht gelebt und gelöst hat. Über die Erhöhung des Augeninnendrucks zwingt uns der Organismus, uns damit zu befassen und uns endlich davon zu befreien.

Natürlich sind alle Arten von tiefgreifender Entspannung hilfreich wie Autogenes Training, Yoga, Atemübungen, Imaginationstechniken, Psychokybernetik, Selbsthypnose, Feldenkrais und Bates-Augenübungen. Wird aber die Ursache nicht erkannt und aufgelöst, dann kann jede Entspannung eben nur eine vorübergehende Entspannung, aber keine Lösung bringen. Man hat keinen »Überblick« mehr und sieht die Welt wie durch Scheuklappen. Es mag schmerzhaft sein, sich mit der Wirklichkeit zu befassen, aber es ist der einzige Weg zur Heilung.

Stottern

S

Normalerweise ist die menschliche Sprache »fließend«. Die Gedanken werden also zusammenhängend und frei geäußert. Der Stotterer aber »zerhackt« die Sprache, er »zerstückelt« die Sätze und Worte, so als wolle er sie unkenntlich machen, als müsse er erst noch kontrollieren, was von dem Gesagten wirklich verstanden werden darf und welche seiner Worte an die Öffentlichkeit dringen dürfen.

Manche Menschen haben vielleicht den Eindruck, ein Stotterer bekäme aus lauter Schüchternheit oder gar mangelnder konstruktiver Energie »keinen vernünftigen Satz zusammen«. Es verhält sich jedoch wahrscheinlich genau umgekehrt: Der Stotterer gleicht einem kochenden Kessel, bei dem der Deckel ständig zugehalten werden muß, damit nicht alles entweicht.

Der Stotterer spürt einen inneren Drang, sich zu äußern, aber er wünscht, daß vieles von dem Gesagten ungesagt geblieben wäre. Er filtert und kontrolliert seine Worte, da er Angst vor den vielen angestauten Gefühlen und Reizen hat, die von unten nach oben drängen. Er hat Angst vor dem Unkontrollierten, dem Unbewußten, den eigenen düsteren Bereichen, den angestauten Aggressionen und sexuellen Trieben. Kurzum, er fürchtet sich unbewußt vor allem Animalischen, Körperlichen und Triebhaften. Er wird versuchen, alle Äußerungen, die diesen Bereich streifen, »abzuwürgen«, zurückzuhalten und unkenntlich zu machen.

Der Stotterer muß lernen, zu sich, seinen Schwächen, seinen Aggressionen und zu seinem Körper zu stehen und seinen Gefühlen Ausdruck zu verleihen. Er sollte in einer Therapiegruppe üben, sich selbst und die eigenen Gefühle darzustellen, zuzulassen und anzunehmen. Anders ausgedrückt: Er muß lernen, zu sich zu stehen!

S Streß

Die Entstehung von Streß hängt eng mit den Ursachen für Nervosität zusammen. Es handelt sich bei Streß in erster Linie um falsche Denkgewohnheiten, die durch Übung abgelegt und durch positives Denken ersetzt werden können.

Kinder, die sich selbst überlassen bleiben, die weder unter schulischen Belastungen stehen noch unter ihren Eltern leiden, kennen keinen Streß, denn sie sind mit ihrem vollen Bewußtsein und ihrer ganzen Aufmerksamkeit bei dem, was sie gerade tun.

Erst der Erwachsene, der schon beim Frühstück an die Geschäfte des Vormittags denkt, tagsüber die abendliche Konferenz fürchtet, während des Mittagessens die Tageszeitung studiert oder den nächsten Arbeitstag verplant, kann sich auf diese Weise unter Streß setzen. *Ein* Auslöser für Streß ist also die Zersplitterung des Bewußtseins auf mehrere Ziele.

Ein anderer Auslöser für Streß ist Ehrgeiz. Wer die gesammelte Geschäftspost nach zwei Wochen Urlaub an einem Vormittag erledigen möchte, um nachmittags die lang aufgeschobene Inventur zu machen, damit er abends frisch ist für den Theaterbesuch mit seiner Frau, kann nicht anders als unter Streß geraten. Es sind die »zwingenden Gründe«, die so oft Streßsituationen heraufbeschwören, obwohl meist nicht die Gründe, sondern wir selbst »zwingend« sind. Natürlich ist es angenehm, bestimmte Sachen »vom Tisch« zu haben, damit man sich Wichtigerem zuwenden kann. Es ist jedoch kaum eine Lösung, sich selbst zeitlich unter Druck zu setzen.

Viele Geschäftsleute werden sicher denken, daß man bestimmte Termine nun einmal nicht aufschieben kann, aber der erhöhte Arbeitsdruck rührt aus falscher Planung und dem Ehrgeiz, aus jeder Chance den hundertfünfzigprozentigen Nutzen ziehen zu wollen. Der Mensch ist jedoch nicht dazu geschaffen, 24 Stunden pro Tag unter Druck zu stehen – und es ist für jeden Menschen grundsätzlich hilfreich zu erkennen, daß man nicht alle sich bietenden Chancen wahrnehmen *muß*, da das Leben uns immer wieder Chancen in Hülle und Fülle bietet. Es ist eine Kunst und eine zu erwerbende charakterliche Stärke, eine günstige Gelegenheit auch einmal ungenutzt verstreichen zu lassen, um sich besser zu erholen und um neue Kräfte für das nächste gute Angebot des Schicksals zu sammeln.

Was zu tun ist

Als Gegenmittel gegen Streß kommen nur zwei Wege in Frage: Entweder bauen wir die ständig aufgebauten Alarmstoffe im Körper ab, die für unsere Handlungsbereitschaft sorgen und unseren Organismus auf erhöhte Belastungen vorbereiten, oder aber wir lassen diese Alarmbereitschaft gar nicht erst im Übermaß entstehen. Entweder müssen wir uns unsere Anspannung mit dem Fahrrad oder anderen Trimm-Einrichtungen körperlich wieder »abstrampeln«, oder aber wir dürfen es erst gar nicht zur Anspannung kommen lassen. Eine neue Einstellung zu unseren Zielen, unserem Ehrgeiz, immer alles und das möglichst sofort zu erreichen und zu den oftmals ungerechtfertigten Anforderungen der Umwelt ist angesagt und in jedem Falle hilfreich.

T

Thrombose

Als Thrombose bezeichnet man eine durch ein Blutgerinnsel ausgelöste Venenstauung. Das Blut ist das Ursymbol für die Seele. Normalerweise befindet sich unser Blut, also unsere Seelenenergie, in ständigem Fluß, in dauernder Wandlung. Wenn sich unser »Standpunkt« (= die Beine), jedoch zu einem festen Punkt entwickelt hat, wenn unsere Meinung oder unsere Ansichten in irgendeinem Punkt festgefahren sind und den »Ablauf« der Dinge stören, wenn wir uns also einer notwendigen Veränderung in unserem Seelenleben entgegenstellen und die Entwicklung behindern, kann es zu einem Blutgerinnsel kommen.

Da es sich bei einer Thrombose um ein ganz präzise lokalisierbares »Problem« handelt, müßte auch in einem Gespräch mit dem oder der Kranken schnell herauszufinden sein, in welchem Punkt er oder sie sich einer notwendig gewordenen Entwicklung verschließt. Dies ist um so wichtiger, als eine Thrombose lebensbedrohlich sein kann, wenn sich etwa der Blutpfropf löst und ins Gehirn oder ins Herz gelangt.

Trigeminus-Neuralgie

T

Der Trigeminus ist ein dreigeteilter Nerv, der von den Kopfseiten in den oberen, mittleren und unteren Gesichtsbereich führt.

Energetisch (nicht physiologisch) gesehen übermittelt diese Erregungsleitung Sinneseindrücke vom Aufnahmebereich (Gesicht) in den Verarbeitungsbereich (Gehirn). Erkenntnisse, die wir gewonnen haben, werden zur Verarbeitung und Einordnung weitergeleitet. Werden Eindrücke aufgenommen, die wir ablehnen, die nicht in unser Konzept passen, die wir nicht in unser Denken mit einbeziehen wollen oder können, denen wir uns nicht stellen möchten, produzieren wir, geistig gesehen, eine zweite gegenläufige Energie, die die Verarbeitung des aufgenommenen Reizes oder der »Erkenntnis« stört und behindert. Es kommt so zu einer Nervenreizung.

Trigeminus-Neuralgie-Patienten stehen in ihrem Leben vor einer eindeutigen Aufforderung des Schicksals, bestimmte Zusammenhänge bewußt auf- und wahrzunehmen und die entsprechenden Konsequenzen daraus zu ziehen. Sie scheuen jedoch vor diesen Konsequenzen zurück, weil sie bevorstehende Auseinandersetzungen, Aggressionen oder Unannehmlichkeiten fürchten. Es wird um jeden Preis eine »heile Welt« vorgegaukelt, die in Wirklichkeit nur bestehende Schwierigkeiten und Dissonanzen verdeckt.

Ein Beispiel aus der Praxis

Eine junge Frau klagte über Trigeminus-Neuralgie und erwartete eigentlich nur eine naturheilkundliche Behandlung des Symptoms. Bei einem kurzem Gespräch stellte sich jedoch sehr schnell die wahre Ursache des Problems heraus. Sie lebte in einem Eigenheim zusammen mit ihrem Mann und ihrer Mutter. Es war in der Familie üblich, daß die normalen Tagesabläufe und auch größere

Entscheidungen wie der Jahresurlaub oder teure Anschaffungen von der Entscheidung der Mutter abhingen.

Natürlich waren so Schwierigkeiten mit ihrem Mann vorprogrammiert, da dieser sich nicht länger bevormunden lassen wollte. Er bat jedoch seine Frau, die Angelegenheit mit ihrer Mutter zu klären, da die beiden eine engere Verbindung miteinander hätten. Die junge Patientin sah sehr wohl ein, daß die Familienverhältnisse einer dringenden Korrektur bedurften, wollte sich auf der anderen Seite aber aus Angst auch nicht mit ihrer sehr willensstarken und dominanten Mutter auseinandersetzen.

Es kam, wie es kommen mußte: Es gab eine sehr heftige Auseinandersetzung, nach der die Mutter sich in ihr Zimmer im zweiten Stock zurückzog. Sie ließ sogar niemanden herein, und so wurde ihr das Mittag- und Abendessen jeden Tag vor die Tür gestellt. Nach zwei Wochen aber fügte sich die Mutter schließlich nahtlos in das neugeordnete Familienleben ein.

Die junge Frau hatte gelernt, sich über ihre Angst hinwegzusetzen, und ihren Standpunkt zu verteidigen, und so ging auch bald die Neuralgie zurück und verschwand schließlich völlig.

Was zu tun ist

Bei Trigeminus-Schwierigkeiten müssen wir uns fragen:

- Was will ich in meinem Leben am liebsten nicht wahrhaben?
- Scheue ich vor wichtigen Konsequenzen zurück, weil ich zu bequem oder zu ängstlich bin?
- Halte ich an Altem, Reformbedürftigem fest, obwohl ich längst weiß, daß eine Änderung notwendig ist?

Übelkeit und Erbrechen

U

Übelkeit und Erbrechen zeigen an, daß etwas, das wir aufgenommen haben, womit wir uns beschäftigt haben, uns nun schwer im Magen liegt.

Auch ein Problem kann uns schwer im Magen liegen und uns den Appetit verderben. Eine andere Redensart sagt: »Mir wird schon ganz schlecht, wenn ich daran denke!« Unangenehme Situationen oder Probleme können, wie wir sehen, körperliche Übelkeit hervorrufen, und das letzte Ergebnis wäre, daß wir den dicken Brokken, den wir uns geistig zugemutet haben, wieder abgeben: durch Erbrechen.

Übelkeit signalisiert Ablehnung gegen etwas, was wir eigentlich gar nicht haben wollen. Aber auch wildes Durcheinanderessen, also die Beschäftigung mit zu vielen unterschiedlichen Dingen auf einmal, kann Übelkeit und Erbrechen verursachen!

Man entledigt sich der Dinge und Eindrücke, die man sich nicht einverleiben, die man nicht integrieren will. Erbrechen ist ein massiver Ausdruck von Abwehr und Ablehnung. Ganz deutlich wird dies im Schwangerschaftserbrechen.

Übelkeit tritt auf, wenn mir etwas bewußt wird, von dem ich wünsche, es wäre nicht geschehen. Erbrechen ist ein noch massiverer Ausdruck von Abwehr und Ablehnung von etwas, mit dem ich in Berührung gekommen bin, wenn ich etwas nicht akzeptieren kann (oder will), oder wenn ich etwas »zum Kotzen finde«, etwas das ich lieber wieder draußen hätte. Durch Übergeben befördere ich Dinge, die für mich unverdaulich oder schädlich sind, wieder hinaus, allerdings nur auf der körperlichen Ebene. Am liebsten möchte ich das auch geistig tun, sehe aber keinen Weg dazu, sonst bräuchte ich diese Energie nicht auf der körperlichen Ebene auszuleben ...

Worauf es ankommt ist, sich nicht weiter mit dem

U

Fehler oder der abgelehnten Situation zu befassen, sondern Lösungsmöglichkeiten zu suchen, und die »Lösung« herbeizuführen. Das kann eine Änderung der unerwünschten Situation sein oder der Einstellung dazu. Beides führt zu einer Beendigung der Abwehr, und damit verschwindet auch die Übelkeit.

Unfälle (allgemein)

U

Jeder Mensch trägt die volle Verantwortung für sein Handeln und sein Leben. Die Folgen zeigen sich in seinen Lebensumständen. So ist auch ein Unfall, wenn auch meist unbewußt, von uns selbst herbeigeführt oder gesucht worden, um eine bestimmte Wirkung zu erleben und dadurch die zugrundeliegende Energie aufzulösen. Sobald wir den Vorgang des Unfalls einmal hinterfragen und deuten, erkennen wir auch das auslösende Problem.

Vielleicht haben wir »den Halt verloren« oder sind »ins Schleudern gekommen«, haben »die Kontrolle oder Herrschaft über etwas verloren« und wurden dadurch »aus der Bahn geworfen«. Oder »wir konnten (uns) nicht mehr bremsen«. Wie im Straßenverkehr, so kann man auch im Leben »vom Weg abkommen« oder »ins Schleudern geraten«, »den Halt verlieren«, »aus der Bahn geworfen werden« oder »jemanden anfahren«.

Konnte ich bei einem Unfall nicht mehr rechtzeitig bremsen, so zeigt dies, daß ich auch in meinem Leben so stark beschleunigt habe (eine Situation, eine Entwicklung), daß ich mich selbst gefährde. Vielleicht risikiere ich auch im Leben zu oft unnötige Überholmanöver oder »übersehe etwas« und jemand anderer muß dann »den Karren wieder aus dem Dreck ziehen«.

An all dem läßt sich, wenn man achtsam ist, erkennen, daß der eigene Lebensweg nicht mehr stimmt. Das kann der Beruf sein, der einem nicht mehr paßt, aber den man weiter ausübt, weil man dabei gut verdient, oder eine Partnerschaft, die man aus Bequemlichkeit oder Feigheit weiterführt, obwohl sie sich längst überlebt hat. Man spürt zwar schon lange den Wunsch nach Veränderung, aber es fehlte bisher der Mut, den entscheidenden Schritt zu tun. So tritt scheinbar zufällig eines Tages ein äußeres Ereignis ein, daß einen »aus der Bahn wirft«.

Dieses »äußere Ereignis« aber ist ein genaues Abbild

der eigentlichen Problematik. Denn das *»Gesetz der Resonanz«* sorgt zuverlässig dafür, daß jeder nur mit der Wirkung konfrontiert werden kann, die er selbst verursacht oder »not-wendig« gemacht hat. Dabei gibt es immer etwas, das allem Anschein nach »von außen« auf den Menschen wirkt. Die meisten Menschen sehen dies dann als Ursache an. Doch ebensowenig, wie die Ursachen eines Bildes Leinwand, Farbe und Pinsel sind, genausowenig ist der Betrunkene, der einen angefahren hat, die alleinige Ursache für den Unfall. Wenn man leidet, dann leidet man an sich selbst, an seinem So-Sein, mit dessen Folgen einen das Leben konfrontiert. Immer ist man Täter und Opfer in einer Person, doch oft fehlt die »Ein-Sicht« beides als eins zu erkennen.

Wenn man auf diese Weise den Hergang des Unfalls »durch-schaut«, findet man auch klare Hinweise auf die wahre Ursache, auf das Problem, das dahinter steht. Die »Auf-Gabe« des Lebens wird deutlich und die Chance, die Wirklichkeit hinter dem Schein zu erkennen und zu neuen Erkenntnissen zu kommen, die einem helfen, immer mehr man selbst zu sein.

Unfruchtbarkeit

Für die Empfängnisunfähigkeit der Frau gibt es zwei mögliche Gründe:

- Eine unbewußte Angst vor dem Gebären wegen der damit verbundenen Verantwortung, Bindung und Arbeit oder dem befürchteten Verlust an Attraktivität.
- Mangel an Loyalität oder unehrliche Gründe für die Schwangerschaft. Viele Frauen hoffen, eine Beziehungskrise durch ein Kind verdrängen oder vertuschen zu können, indem sie den Mann durch einen Appell an sein Verantwortungsgefühl an sich zu binden versuchen.

Die Unfruchtbarkeit des Mannes läßt sich auf die gleichen Gründe zurückführen. Interessant ist, daß in Fällen von Unfruchtbarkeit beide Partner mit hoher Wahrscheinlichkeit beteuern werden, daß sie sich sehnlichst ein Kind wünschen. Dieser Wunsch liegt jedoch wahrscheinlich auf der Ebene der Vernunft und des Verstandes begründet, nicht aber auf der Gefühlsebene. Zumindest muß ein ebenbürtiges, entgegengesetztes Gefühl existieren, das die Empfängnis verhindert. Vielleicht ist bei den Partnern durchaus der Wunsch nach einem Kind vorhanden, aber nicht die Bereitschaft, dafür auf einen Teil persönlicher Freiheit zu verzichten.

Solange man innerlich für ein Kind nicht bereit ist, wird man nach dem *Gesetz der Resonanz* Schwierigkeiten mit der Zeugung haben, so sehr man sich theoretisch auch ein Kind wünschen mag. Das *Gesetz der Resonanz* verhindert, daß das Richtige zum falschen Zeitpunkt geschieht.

V

Verdauungsbeschwerden

Verdauung auf der körperlichen Ebene hängt eng mit der Verarbeitung äußerer Reize auf der geistigen Ebene zusammen! Verdauung, im Körperlichen wie auch im Geistigen, bedeutet, daß wir Aufgenommenes, seien es nun Nahrungsmittel oder Sinneseindrücke, richtig einordnen und gebrauchen, wogegen wir Unbrauchbares und Überflüssiges wieder abgeben müssen.

Menschen mit intellektueller Betonung essen gerne Salziges und Herzhaftes, denn sie möchten angeregt werden. Wer neue und »Reiz-volle« Eindrücke sucht, liebt scharfes Essen, auch wenn das Neue vielleicht schwer verdaulich, also schwer zu gebrauchen und einzuordnen ist.

Menschen, die Probleme scheuen und am liebsten vor allen Auseinandersetzungen davonlaufen möchten, nehmen Schonkost zu sich, die keinerlei Reize oder Anforderungen mehr an sie stellt. Angst vor Gräten deutet auf unbewußte Angst vor Aggressionen hin. Angst vor Kernen zeigt wiederum die Scheu vor Problemen.

Verdauungsbeschwerden lassen sich ähnlich interpretieren: Durchfall entsteht, wenn wir Unverdauliches zu uns genommen haben, das wir nun so schnell und problemlos wie möglich wieder loswerden wollen.

Magengeschwüre sind ein Zeichen dafür, daß der Mensch ganz bestimmte Probleme, die das Leben ihm stellt, nicht bewältigen kann. Er wird, physiologisch wie psychologisch, »sauer« und versucht mit aller Gewalt, diese Probleme (Nahrung) aufzulösen, wobei er jedoch selbst durch seine Aggression (Säure) Schaden nimmt.

Ein Patient mit Magengeschwüren muß sich seine Aggressionen bewußt machen und sie ausleben, um besser mit ihnen umgehen zu können.Er muß erkennen, daß die Lösung seiner Probleme nicht in noch weiteren übermäßigen Anstrengungen in die gleiche Richtung zu suchen ist, sondern daß andere Konsequenzen gezogen werden müssen.

Verstopfung dagegen bekommt, wer nicht loslassen kann, wer seelische Eindrücke in sich staut, ohne sie zu verarbeiten oder loszulassen. Der Dickdarm symbolisiert in der Sprache des Körpers das Unbewußte. Der Inhalt des Darms steht dementsprechend für die unbewußten Eindrücke. Wer unter Verstopfung leidet, hat also Schwierigkeiten, Dinge loszulassen, herzugeben, hinter sich zu lassen. Das können sowohl materielle Dinge sein als auch Emotionen, die der Kranke nicht ans Licht kommen lassen will. Bestimmte Dinge werden verdrängt, man läuft gewissermaßen vor sich selbst davon, will etwas nicht preisgeben. Man lebt unter ständiger Verlustangst, und der Darm spiegelt auf der körperlichen Ebene diese »Zurückhaltung« wider. Man hat Angst, sich zu »verausgaben«, glaubt, sich einteilen zu müssen. Deshalb rationiert man auch seine Gefühle.

W

Waschzwang

So, wie wir mit dem Waschen unseren Körper reinigen, ist das Waschen auch ein Symbol einer inneren Reinigung vom »Schmutz«! Nicht umsonst fühlt man sich nach einem ausgiebigen Bad so richtig sauber. Äußerlich wie innerlich hat man Abstand genommen zu unangenehmen, unsauberen Dingen oder Problemen. Ein Waschzwang zeigt in diesem Zusammenhang eindeutig das Bestreben, sich von einer realen oder eingebildeten Schuld reinzuwaschen. Wir finden diese Erscheinung häufig bei Jugendlichen, die sich von ihrer (erwachenden) Sexualität distanzieren wollen, sich von »unsauberen Gefühlen« befreien wollen. Sie versuchen, das schlechte Gewissen durch eine äußere Kompensation zu besänftigen.

Was zu tun ist

Wer einem Waschzwang unterliegt, sollte dementsprechend versuchen, entweder eine real aufgetretene Schuld wiedergutzumachen und zu begleichen oder aber seine falsche Einstellung zu den Dingen, die eine eingebildete Schuld zur Folge hat, zu ändern und zu korrigieren.

Weitsichtigkeit

Der Weitsichtige sieht zwar entfernte Gegenstände besser als nahe, doch erkennt er auch diese nicht immer deutlich. Dies ist auf zwei Ursachen zurückzuführen:

1. eine Verkürzung des Augapfels
2. eine Verhärtung der Linse

Im zweiten Fall spricht man von Altersweitsicht, da sich zwischen dem vierzigsten und fünfzigsten Lebensjahr bei den meisten Menschen die Linsen verhärten und sie die Fähigkeit verlieren, sich auf kurze Entfernungen einzustellen. Wer in der Jugend etwas kurzsichtig war, kann so einen Ausgleich erfahren und dann noch als Achtzigjähriger kleine Schriften lesen.

Bei der allgemeinen Weitsichtigkeit können wir davon ausgehen, daß der Körper in einem Zustand zurückgehaltener Wut verharrt, der gleichzeitig die Ausatmungsphase behindert oder blockiert. Es besteht also eine starke extravertierte Haltung, die aber durch Erziehung, Umwelteinfluß und gesellschaftliche Prägung nicht zum Ausdruck gelangt und in der Muskulatur gewissermaßen eingefroren wird.

Weitsichtigkeit zeigt uns, daß der Mensch die erforderliche Weitsicht aufgrund seiner Lebenserfahrung und der damit verbundenen Weisheit nur auf der körperlichen Ebene verwirklicht hat, als »Weitsichtigkeit«, ohne jedoch die entsprechende »Weitsicht« zu entwickeln. Diese »Verhärtung« in der geistig-seelischen Haltung kommt als »Altersweitsichtigkeit« zum Ausdruck und zeigt gleichzeitig, woran es in Wirklichkeit mangelt. Die wirklich wichtigen Dinge des Lebens sollten im Mittelpunkt des Bewußtseins stehen. Der Mensch sollte seine geistige und visuelle Beweglichkeit erhalten, indem er es vermeidet, in steife, unbewegliche Haltungen und Gewohnheiten zu verfallen, was sich auch auf seine Augen auswirkt.

Die wichtigsten Organe und Körperteile von A – Z und ihre geistigen Entsprechungen

Augen

Sie sind unser wichtigstes Organ. Sie vermitteln 80 Prozent der Sinneseindrücke. Sie sind *die Spiegel* unserer Seele. Das Auge ist das einzige Organ, das die Empfindungen augenblicklich zeigt. Wir erkennen Emotionen wie Wut, Angst, Ärger, Gleichgültigkeit oder Liebe am Auge sofort.

Bandscheiben

(Beweglicher Teil der Wirbelsäule): Pufferfunktion. Die Bandscheiben sind für den inneren Halt und für unsere Haltung verantwortlich. Überlastung zeigt sich in der Bandscheibe. Wenn man sich übernommen hat, wird man zur Ruhe gezwungen. Man muß sich fragen: »Wieso ist der Druck so groß?« Man muß innerlich an sich arbeiten, sich innerlich stärken, äußerlich Belastungen abbauen.

Bauchspeicheldrüse

Sie produziert im exokrinen Teil die Verdauungssäfte, Enzyme. Im endokrinen Teil produzieren die Inselzellen das Insulin. Enzyme sind Katalysatoren, also Entwickler, Umformer, Beschleuniger. Ist die Bauchspeicheldrüse gestört, fehlt es an Enzymen, also an geistig-seelischer Entwicklung. Resignation ist die Folge: Ist die Insulinproduktion gestört, kann Zucker (*Liebe*) nicht richtig verarbeitet werden. Es kommt zu *Diabetes* und *Liebesverwertungsstörungen.*

Bindegewebe	Wenn es geschwächt ist, fehlt es an Spannkraft, man hat die Tendenz des Nachgebens, des Ausgleichens.
Blase	Ausscheidungsfunktion. Bei Blasenstörung läßt man Vergangenes nicht los oder steht »unter Druck«.
Blut	Das Blut ist der Sitz der *Lebenskraft* und des *Lebens.*
Bronchien	Sie leiten und Filtern die Luft *(seelische Eindrücke)* zur Bearbeitung in die Lunge. Sie können sich entzünden (Engpaß) oder verkrampfen zu Bronchialspasmen (Fehlleitung). Sie stehen für Probleme bei Überfürsorge oder für das Denken an mangelnde Fürsorge.
Brust/Busen	Die Brust ist der Ausdruck der Weiblichkeit (seelische Nahrungsquelle). Zu lange stillen wollen oder zu wenig geben können: Die geistig-seelische Partnerschaft ist gestört.
Dickdarm	Hier wird dem unverdaulichen Rest der Nahrung die Flüssigkeit entzogen. Der Dickdarm hat Bezug zum Unterbewußtsein. Er steht für die Angst, unbewußte Inhalte ans Tageslicht kommen zu lassen. Bei Verstopfung: Stau seelischer Eindrücke und Unfähigkeit, Abstand zu gewinnen; man kann nicht hergeben, nicht loslassen, seine Gefühle nicht äußern.
Dünndarm	Er analysiert und verarbeitet die stofflichen Eindrücke (Nahrung). Der Dünndarmkranke analysiert zuviel, hängt zu sehr am Detail, kritisiert, ist

kleinlich. Existenzängste zeigen sich hier. Bei Durchfall: überkritisches Verhalten oder zu hohe Anforderungen müssen abgebaut werden.

Eierstöcke/ Gebärmutter — Sie dienen der Fortpflanzung des Menschen. Voraussetzung dafür ist, den Partner ganz in sich aufzunehmen, um gemeinsam etwas *Neues* werden zu lassen. Probleme in diesem Bereich zeigen, daß der körperliche Kontakt zum Partner gestört ist.

Füße — Füße brauchen wir zum Gehen, Stehen und für das Gleichgewicht. Geistig-seelische Bedeutung bei Problemen: in die falsche Richtung gehen. Man sollte seinen Standpunkt auf Richtigkeit prüfen und gegebenenfalls ändern. Man hat nicht genügend Stehvermögen, kann notwendige Schritte nicht gehen.

Galle — Sie ist das Aggressionsorgan und produziert in 24 Stunden etwa einen Liter Gallenflüssigkeit. Gallensteine stehen für geronnene Aggressionen, man ist leicht gereizt, ärgert sich leicht. Nicht umsonst sagt man: »Der spuckt Galle.« Ständig »gereizt« zu sein, aber dem Ärger keinen Ausdruck zu verleihen oder nicht zu können/dürfen verursacht Gallenprobleme.

Gesicht — Wir können jemandem etwas ins Gesicht sagen oder schleudern. Wir können vielleicht etwas nicht mehr mit ansehen. Bei allen Erkrankungen im Gesicht müssen wir prüfen, wo wir etwas nicht akzeptieren oder wo wir einer Konfrontation aus dem Wege gehen wollen. Die Erkrankung zwingt uns, etwas anzuschauen, einer Sache ins Gesicht zu sehen.

Gelenke — Sie können sich entzünden, versteifen, verstauchen, (Verbindung zwischen zwei Teilen). Bänderrisse können erschwerend hinzutreten.
Fragen: »Prellen wir jemanden? Muß wieder etwas eingerenkt werden? Wo ist die Situation gestört?«

Haare — Freiheit, Macht (starker Haarwuchs beweist große Nervenkraft)

Hals — Der Hals stützt den Kopf. Man kann halsstarrig sein. Bei Halsbeschwerden wehrt man sich auch gegen Eindrücke, die man nicht zulassen will. Wenn Stimmbänder betroffen sind (Heiserkeit), hat das Problem mit Lebenskraft und Sexualität zu tun. *Angina* und *Halsenge:* »Ich kann oder will etwas nicht schlucken.«

Hände — Geben, nehmen, arbeiten, tun, greifen ...
Fragen: »Wo gebe ich nicht genug? Was will oder kann ich nicht annehmen? Wo sollte ich nachgeben? Wo ergreife ich eine Chance nicht? Wo bin ich handlungsunfähig?«

Haut — Die Haut ist das größte Kontaktorgan des Menschen. Bei Problemen: »Ich muß mich auch mit mir befassen. Was juckt und brennt mich?« Dies gilt auch geistig-seelisch. Bei Hauterkrankungen ist der Kontakt gestört. Die Haut dient auch als Projektionsfeld der Nieren: sich unrein fühlen, unsicher sein, sich nicht äußern können. *Allergie, Akne* und ähnliche Krankheiten sind immer Gefühlsprobleme oder Überempfindlichkeiten.

Herz

Der Mensch hat zwei Zentren: *Hirn* und *Herz*, also *Verstand* und *Gefühl.* Was das Herz aus dem Takt bringt, ist immer eine Emotion. Es schlägt vor Freude bis zum Hals, bleibt vor Schreck stehen. Herzkranke sind Menschen, die nicht auf ihr Gefühl, sondern nur auf den Verstand hören. Daher wirken sie so »herzlos«.

Angina pectoris bedeutet *Enge des Herzens* = Engherzigkeit, Überbewertung des Ego. Das eigentliche Sein des Menschen kommt zu kurz. Es zwingt uns, wieder auf das Herz zu hören.

Hüfte

Die Hüfte symbolisiert den Fortschritt. Bei Hüftleiden ist also der Fortschritt, das Fortschreiten behindert, oder man kann sich nicht beugen.

Knie

Bedeutet Demut, auch geistig-seelisch

Knochen

Festigkeit (knochenhart), Normerfüllung

Kopf

Der Kopf ist die Hauptsache des Menschen, und daher werden fast alle Störungen im Kopf gemeldet. Das macht es gerade schwierig, die Signale richtig zu deuten und zu verstehen. Die Ursachen von Kopfschmerzen sind fast immer Spannungen, geistige Konflikte und äußerer oder innerer Druck.

Krampfadern Sie zeigen mangelnde Elastizität der Blutgefäße. Blutgefäß: Ich-Grenze, die das Gefäß sich setzt. Probleme in diesem Bereich: innere Haltung/Versteifung auf einen Standpunkt, fehlender innerer Frieden mit einer Aufgabe oder Situation.

Leber Die Leber ist das Zentrum des physischen Stoffwechsels. Sie hat viele Funktionen:
1. Energieproduktion
2. Energiespeicherung
3. Eiweißstoffwechsel
4. Entgiftung

Die Leber erkrankt durch Maßlosigkeit – zu viel Essen, Trinken, Sex, übersteigerte Expansion, Probleme der Be- und Verwertung.

Lungen Die Lunge verwertet die eingeatmete Luft (seelische Eindrücke). Bei zu geringer Entfaltung ist die Folge: geringe Lebenskraft, aber auch Depressionen, Selbstmitleid. *Lungenemphysem:* Die kleinen Lungenbläschen platzen: Man kriegt den Hals nicht voll, ist geizig, übernimmt sich, bis man platzt.

Magen Er nimmt die stofflichen Eindrücke der Welt auf. Er hat den ersten Eindruck zu verarbeiten. Häufigste Störung ist die Übersäuerung »Ich bin sauer«. Der Magenkranke will Konflikte meiden, er schluckt lieber schneller, empfindet dann Völlegefühl, ist bis oben voll und muß sich Luft machen (aufstoßen). Der innere Druck wird dann gemildert. Der Magenkranke muß lernen, sich den Problemen zu stellen und die Konflikte durch bewußtes Verarbeiten aufzulösen; dazu gehört auch seine Unfähigkeit oder Unwilligkeit, Kritik zu akzeptieren, zu verarbeiten, zu »verdauen«.

Muskeln — Beweglichkeit, Flexibilität, Aktivität

Nase — Macht, Stolz, Sexualität, Selbstgefühl

Nieren — Die Nieren reinigen das Blut. Nierenprobleme zeigen zwischenmenschliche Probleme, Partnerprobleme, einen Gefühlskonflikt oder eine Idealkollision. Unreine Gedankenformen sind zu bereinigen, falsches Verhalten zu beenden, Angst aufzulösen und Geschehnisse zu akzeptieren. Wer betrügt, bekommt Nierenprobleme. Männer haben etwa viermal mehr Nierenprobleme als Frauen.

Wanderniere: Unbestimmter Standort in Partnerfragen.

Schrumpfniere: Ausdruck der Unfähigkeit, die Partnerprobleme zu lösen.

Nerven — Das vegetative Nervensystem untersteht nicht dem Willen. Über Vagus und Sympathikus stellt es die innere Harmonie her beziehungsweise sucht sie zu erhalten. Das vegetative Nervensystem wird durch unbewußte Konflikte (vermeiden durch Psychohygiene) gestört. Funktionsstörungen

	der Organe sind immer auch vegetative Störungen. Das ZNS (Zentralnervensystem) befähigt uns, über die Sinne die Außenwelt wahrzunehmen und durch Bewegung darauf zu reagieren. Bei Störungen des ZNS ist an falsche Wahrnehmungen oder Reaktionen zu denken.
Ohren	Hören, Wahrnehmen, Horchen. Kinder haben Ohrenentzündungen, wenn sie nicht horchen oder gehorchen wollen. Ohren sind auch Gleichgewichtsorgane. Wenn es schwer fällt zu gehorchen, führt dies zum Nicht-mehr-hören-Können (vielfach im Alter).
Penis	Macht
Scheide	Hingabefähigkeit, man muß sich öffnen, die Bereitschaft und die Fähigkeit zeigen loszulassen.
Schilddrüse	Sie regelt die Alarm- und Kampfbereitschaft. Störungen treten auf, wenn Ängste nur durch größere Anstrengungen und mehr Verantwortung geäußert werden – bei Angst oder Unfähigkeit, sich selbst verteidigen zu können, Unfähigkeit, vertrauen zu können und Angst, belogen zu werden.
Schultern	Sie tragen Verantwortung. Bei Problemen sollte man sich fragen: »Was kann ich nicht mehr tragen oder ertragen?«
Wirbelsäule	Sie ist das Symbol für inneren Halt, aber auch für geistige Beweglichkeit. (Denken wir nur an Halsstarrigkeit!)

Sie ist aber auch ein Symbol unserer Beziehung zu Gott. Verdrängte Aggressionen, Flucht und Ausweichreaktionen sowie andere Spannungen werden auf die Wirbelsäule projiziert. Jede geistig-seelische Fehlhaltung zeigt sich unmittelbar über die Wirbelsäule in unserer körperlichen Haltung. Hier wird alles sichtbar gemacht, was unsere Haltung verändert.

Zähne Sie sind Symbole des Angreifens und Zupackens, auch der Energie und Vitalität, ein Ausdruck des Willens, sich durchzubeißen. Schlechte Zähne zeigen, daß wir uns nicht genügend durchbeißen.

Zahnfleisch Schlechtes Zahnfleisch: Es fehlt an innerem Halt, an Selbstsicherheit und Urvertrauen. Wenn das Zahnfleisch zurückgeht: Urvertrauen und Selbstsicherheit gehen zurück. Träumt man, daß Zähne ausfallen, bedeutet das Mangel an Lebenskraft.

Zwölffingerdarm Hier zeigt sich eine mangelnde, unzureichende oder falsche Auseinandersetzung sowie die Unfähigkeit oder Unwilligkeit, sich mit den Lebensumständen auseinanderzusetzen. Unterdrückter Ärger, Streß, Hektik – also die Folgen von nicht erfolgter Auseinandersetzung oder unzureichender Auseinandersetzung mit den Eindrükken – führen zu Zwölffingerdarmbeschwerden. Bei häufiger Wiederholung können Geschwüre entstehen.

Zum Abschluß

Die Grundregel für ein Leben in Gesundheit ist seit Jahrtausenden bekannt: »natürlich leben«. Und doch sind die meisten Menschen krank und das nicht nur physisch. Sie sind auch mental und emotional schwach und spirituell verarmt, haben ihr großartiges geistiges Erbe noch nicht erkannt und angetreten. Selbst wenn sie diese Grundregel der Gesundheit kennen, befolgen sie sie nicht. So kann man sagen, der Mensch stirbt nicht an seinen Krankheiten, sondern an seinem Charakter.

Wenn jemand einen unerfreulichen Umstand oder ein unerfreuliches Erlebnis verarbeitet, kann ihn dieses Ereignis nicht mehr »kränken«. Verdrängt er es aber nur, so sucht die negative Energie sich einen Ausweg über den Körper – wir werden krank. Jede Krankheit ist daher immer die körperliche Reaktion eines ungelösten Problems, und jedes Problem ist eine »Auf-Gabe« des Lebens, eine Mahnung, zu tieferer »Ein-Sicht« zu finden und eine Chance zu weiterer Vervollkommnung. Hier erkennen wir auch den engen Zusammenhang zwischen *Gesundheit* und *Gesinnung*. Denn die Kraft, die sich durch unser falsches Denken und Handeln als Krankheit oder negativer Lebensumstand auswirkt, ist die gleiche Kraft, die sich bei positivem Denken und Handeln als Gesundheit und Glück manifestiert. Der Unterschied liegt also nicht in der Kraft, sondern in der Art unseres Umgangs mit dieser Kraft.

Im »Tagebuch meines Körpers« steht meine Lebensgeschichte getreulich aufgezeichnet. Mein Körper ist nur der sichtbare Ausdruck meines Bewußtseins. Im Körper entsteht kein Problem, er dient immer nur als Projektionsfläche. Der Körper an sich kann gar nicht krank werden, denn er hat keine Entscheidungsfreiheit, er spiegelt nur den jeweiligen Bewußtseinszustand des »Besitzers« wider. Jedes Symptom ist eine Botschaft, eine »In-

Form-ation« und erzwingt notfalls über den Schmerz die notwendige Aufmerksamkeit. Natürlich ist es nicht sinnvoll, eine Nachricht zu unterdrücken. Indem wir sie befolgen, machen wir sie überflüssig. Auch bei einer Maschine hat man den größten Nutzen, wenn man sie richtig »bedient«. Dabei sollte man nicht die Ursache und den Auslöser verwechseln. Wenn im Auto die Ölkontrollampe aufleuchtet, heißt das ja auch nicht, daß sie kaputt ist. Im Gegenteil! Indem sie aufleuchtet, erfüllt sie ihre Funktion und zeigt an, daß an einer anderen Stelle etwas nicht in Ordnung ist. Sie zeigt außerdem genau an, wo der Fehler zu suchen ist. Sobald man die Ursache beseitigt hat, hört sie auf zu leuchten.

Wir sollten also auch körperlich nicht das Symptom für die Krankheit halten, denn sie ist nur die Form der Botschaft, nicht deren Inhalt. Das Symptom ist ein Zeichen dafür, daß etwas fehlt. Die Art des Symptoms hilft uns zu erkennen, was uns fehlt. So wird jede Krankheit zur Botschaft von unserem Freund, dem Körper, und das Symptom zum Lehrer, der uns helfen will, heiler und damit vollkommener zu werden. Heilung bedeutet, immer vollkommener im Bewußtsein zu werden.

So wie das »Unheil-Sein« aus dem Bewußtsein kommt, so kann auch die Heilung nur aus dem Bewußtsein kommen. Bewußtsein ist weder vom Körper abhängig noch ist es ein Produkt des Körpers. Der Inhalt des Bewußtseins ist die »In-Form-ation«, die der Körper ins Sichtbare übersetzt. Der Körper kann ohne Bewußtsein nicht leben, aber auch nicht krank werden. Ein Beispiel hierfür ist, daß der Körper trotz einer akuten Allergie unter Narkose nicht allergisch reagiert. Das allergische Bewußtsein schläft.

Weder Blech noch Farbe oder Gummi lassen ein Auto entstehen. Vielmehr benutzt der Mensch diese Materialien, um seine Vorstellung von einem Auto zu verwirklichen. Ebenso verursachen weder Bakterien noch Viren oder Erdstrahlen eine Krankheit. Wir benutzen sie nur als Hilfsmittel, um unser Kranksein zum Ausdruck zu bringen. So wie die Warnlampen im Auto Signale sind, die einen Mangel aufzeigen, so sind auch Ärger, Haß, Neid oder Aggressionen Signale, die einen psychischen Mangel signalisieren, den es zu beseitigen gilt. Krankheit ist also nicht nur ein körperlicher, sondern ebenso ein geistig-seelischer Reinigungsprozeß und damit ein aktiver und positiver Schritt auf dem Weg zu Gesundheit und Vollkommenheit.

Habe ich zum Beispiel hinter meinen Gallenbeschwerden meine Aggressionen als Ursache erkannt, sollte ich mich nicht nur fragen: »Wie werde ich meine Aggressionen so schnell wie möglich wieder los?«, sondern ich sollte über folgendes nachdenken: Welchen Aspekt von mir lehne ich ab, lasse ihn nicht zu, weil ich ihn als schlecht, unvollkommen oder niedrig ansehe. Wenn ich alles in mir und an mir liebevoll annehmen kann, dann lehne ich auch am anderen nichts mehr ab, kann ihn so annehmen, wie er ist. Ich habe die ursächliche Energie meiner Aggressionen erkannt und aufgelöst, denn eine Wirklichkeit verschwindet nicht, indem ich wegschaue, sondern indem ich sinnvoll mit ihr umgehe.

So ist der weitverbreitete Kampf gegen Krankheiten und Symptome nicht nur wenig sinnvoll, sondern eventuell sogar schädlich, denn eine Krankheit kann zum persönlichen Lehrer und Führer auf dem Weg zum Heil, zur Vollkommenheit werden. Jeder sollte sich auf die alte Weisheit besinnen: »Vorbeugen ist besser als heilen« und sich wirklich beugen, bevor ihn die Krankheit dazu zwingt. Dieses Verhalten sollte man nicht nur so lange, bis das Symptom verschwunden ist, beibehalten, um dann genauso falsch weiterzumachen, sondern man sollte das gesunde Verhalten ein Leben lang beibehalten, sonst zwingt einen das Leben nur, die noch nicht verwirklichte Lektion zu wiederholen. Schon Hippokrates stellte vor etwa 2 500 Jahren fest, daß Krankheiten aus einer falschen Lebensweise entstehen. So können sie auch durch eine richtige Lebensweise wieder geheilt werden. Doch jedes Leben, jeder Mensch hat seine eigene Wahrheit, die es zu finden und zu leben gilt.

Natürlich dürfen durch das inhaltliche Hinterfragen äußere medizinische Maßnahmen nicht vernachlässigt werden. Sie werden durch Introspektion weder verhindert noch überflüssig. Bei einem Blinddarmdurchbruch stellt sich ja auch nicht die Frage »hinterfragen oder operieren«, sondern beides ist erforderlich, damit man noch eine Chance hat, von seiner Erkenntnis zu profitieren, indem man sie lebt. Allerdings sollte man auch nicht den Fehler begehen zu glauben, nun wäre man erst einmal operiert und bräuchte sich vorläufig um den geistigen Hintergrund nicht zu kümmern. Es könnte sonst sein, daß das Leben die Lektion wiederholt, bevor man etwas unternommen hat. *Es geht also nicht darum, entweder das eine oder das andere zu tun, sondern um das Sowohl-Als-auch!*

Die meisten Symptome sind nicht lebensbedrohend, so daß man die Ursache erkennen und auflösen sowie gleichzeitig überprüfen kann, welche äußeren Maßnahmen noch hilfreich sein können. Meist zeigt sich, daß der Körper das Symptom von sich aus auflöst, wenn die Ursache beseitigt ist.

Nun könnte man sich die Frage stellen: »Wie werde ich denn mit all dem neuen Wissen gesund? Was ist zu tun?« Die Antwort ist immer die gleiche – hinschauen und achtsam bleiben! Denn die Wirklichkeit ändert sich, wenn man seine Sichtweise ändert – wenn man zur »Ein-Sicht« kommt. Die Wirklichkeit hinter dem Schein zu erkennen, erscheint jedoch unserem komplizierten Verstand oft als zu einfach. Man kann sich aber nur ändern, wenn man sich selbst erkennt, wenn man erkennt, wer man wirklich ist.

Man muß erkennen, daß das Ich, das in der Illusion der Trennung lebt, krank macht. Das Selbst aber *ist* heil. So kann wahre Heilung nur durch das Auflösen der Illusion der Trennung kommen, durch Beendigung der Gefangenschaft in der Dualität und Heimkehr in die Einheit des wahren Seins. Auf diesem Weg ist jedes Symptom ein Freund und Lehrer, will helfen, einen weiteren Schritt zu tun, um dem Ziel näherzukommen – dem *Selbst*.

Unser Leben ist eine einmalige Melodie, die wir auf dem Instrument der Schöpfung spielen. Dabei redet die Umwelt uns oft ein, daß wir nicht spielen könnten und gibt Ratschläge, welche Melodie für uns gut sei. Doch letztlich geht es um *Ihr* Leben, für das *Sie ganz allein* verantwortlich sind. Ganz gleich, welches Lied Sie spielen oder spielen lassen, *Sie tragen die Folgen!* Fangen Sie an, Ihr Lied selbst zu komponieren. Sollten Sie einmal einen falschen Ton anschlagen, so denken Sie daran, keiner aus dem Orchester spielt fehlerfrei. Wir haben die Chance, aus unseren Fehlern zu lernen, so daß die Melodie des Lebens immer reiner, immer vollkommener erklingt. Eine Melodie, die Ihnen Gesundheit, Liebe und Harmonie schenkt, vor allem aber Freude, denn das »Spiel des Lebens« findet Ihnen zur Freude statt. Gesundheit ist Ausdruck vollkommener göttlicher Ordnung und bedeutet Heilsein im höchsten Sinne. Wenn ein Mensch in vollkommener Harmonie mit der Natur, seinen Mitmenschen und Gott lebt, kann er von sich sagen, daß er wirklich gesund ist!

Nachwort

Mit diesem Buch möchte ich Sie vertraut machen mit Erkenntnissen, die ich in zwanzig Jahren Naturheilpraxis gesammelt habe. Es ist meine Wahrheit, und ich möchte sie mit Ihnen teilen, doch sollten Sie sorgfältig prüfen, ob es auch Ihre Wahrheit ist. Wenn Sie aber nach innen lauschen und Sie mir deutlich zustimmen, dann ist es auch Ihre Wahrheit. Sie sollten sie dann nicht einfach ignorieren. In der Bibel heißt es treffend: »Prüfet alles, und das Beste behaltet.« Ich habe mich danach gerichtet und kann es auch Ihnen nur empfehlen, denn die Wahrheit hat viele Gesichter, aber Ihre eigene Wahrheit finden Sie nur in sich selbst.

Ich möchte Ihnen danken, daß Sie dieses Buch gelesen haben, daß Sie bereit sind, sich mit diesem wichtigen Thema ernsthaft auseinanderzusetzen und damit zeigen, daß Sie auf der Suche nach sich selbst sind. Ein so umfassendes Thema wie die Gesundheit von Körper und Seele kann natürlich in einem Buch nicht erschöpfend behandelt werden, und da die Erkenntnisse ständig wachsen, wird ein solches Buch auch nie fertig. Vielleicht haben Sie Erfahrungen gemacht, die Sie mit mir teilen möchten. Für jede Ihrer Anregungen und Hinweise bin ich dankbar, denn ich bleibe weiter auf der Suche nach der Wahrheit und bin dankbar für jeden, der mir dabei behilflich ist. Lassen Sie uns gemeinsam den Weg suchen, den Weg gehen, um so letztlich selbst zum Weg zu werden.

Notizen

Notizen

Notizen

Notizen

Notizen

Notizen

Notizen

Notizen

Notizen

Notizen

Notizen

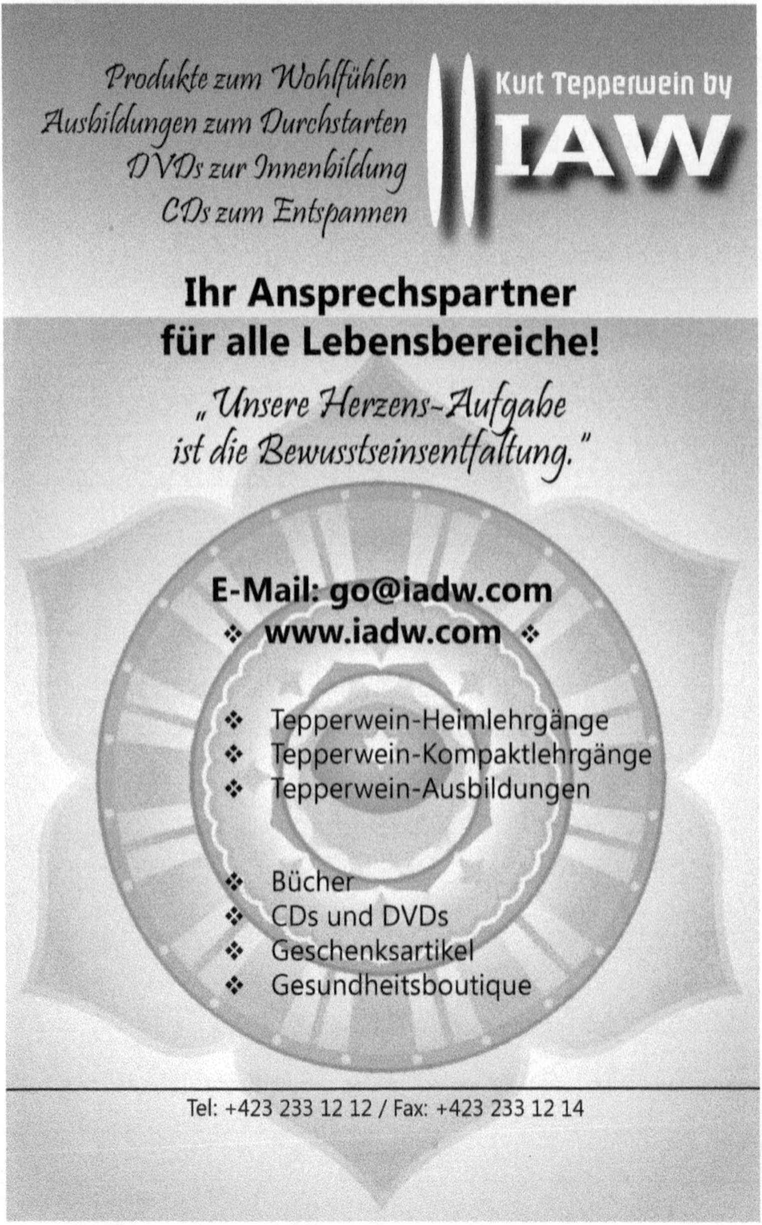
Produkte zum Wohlfühlen
Ausbildungen zum Durchstarten
DVDs zur Innenbildung
CDs zum Entspannen
Kurt Tepperwein by
IAW
Ihr Ansprechspartner
für alle Lebensbereiche!
„Unsere Herzens-Aufgabe
ist die Bewusstseinsentfaltung."
E-Mail: go@iadw.com
❖ www.iadw.com ❖
❖ Tepperwein-Heimlehrgänge
❖ Tepperwein-Kompaktlehrgänge
❖ Tepperwein-Ausbildungen
❖ Bücher
❖ CDs und DVDs
❖ Geschenksartikel
❖ Gesundheitsboutique
Tel: +423 233 12 12 / Fax: +423 233 12 14